Schwarze Salbe

Die Anwendung der Schwarzen Salbe bei Brust- und Hautkrebs im 21. Jahrhundert

Adrian Jones

AF906219

www.jimhumbleverlag.com

Schwarze Salbe

Copyright © 2011 – Jim Humble Verlag

Jim Humble Verlag / Jim Humble Uitgeverij B.V.
Postbus 1120
6040 KC Roermond - Niederlande

www.jimhumbleverlag.com

7. Auflage November 2023
8. Auflage Juli 2024
9. Auflage November 2025

ISBN: 978-9088-79-021-8

Layout: Leo Koehof
Autor: Adrian Jones

Die Vervielfältigung und/oder (digitale) Speicherung von Teilen dieser Ausgabe bzw. deren Veröffentlichung durch Druck, Mikrofilm, Bildaufnahmen oder auf sonstige Weise, sei es chemisch, elektronisch oder mechanisch, bedarf immer der vorherigen, schriftlichen und ausdrücklichen Zustimmung des Verlegers.

Haftungsausschluss

Es wurden alle Anstrengungen unternommen, um sicherzustellen, dass die Informationen dieser Veröffentlichung nach bestem Treu und Glauben korrekt sind, und weder der Autor, noch der Herausgeber übernehmen die Verantwortung für etwaige Fehler, Auslassungen oder gegensätzliche Interpretationen des hier genannten Themas. Vom Autor, Lektor, Übersetzer oder Herausgeber wird keine Haftung oder Garantie übernommen.

Es wird nicht der Versuch unternommen eine Diagnose zu stellen, eine Heilung anzubieten, eine Krankheit zu verhindern, noch eine medizinische Diagnose über was auch immer abzugeben.

Die in diesem Buch enthaltenen Informationen sind auf dem Wege des medizinischen Journalismus entstanden. Der Autor berichtet über Informationen, die im Laufe der letzten 10 Jahre gesammelt wurden, und diese werden hier lediglich als Neuigkeiten präsentiert, entsprechend der Anwendungen in verschiedenen Kliniken weltweit, und nicht nur in Kliniken, sondern auch in tausenden Privathäusern, von Menschen, die die Verantwortung für ihre Gesundheit wieder selbst übernommen haben; deshalb ist es nicht beabsichtigt, dies als spezifischen Ratschlag zu sehen.

Aus rechtlichen und aus Gründen des gesunden Menschenverstandes gibt der Autor den Ratschlag sich professionelle Hilfe in allen Fragen bezüglich Ihrer eigenen Gesundheit und der Ihrer Familienangehörigen, zu suchen. Sie haben das Recht und vielleicht auch die Pflicht, sich so gut wie möglich selbst zu informieren und nicht zuletzt auch auf den Rat eines Chemikers, eines Arztes, eines nicht medizinischen Doktors oder auch eines Heilpraktikers, Chiropraktikers, Akupunkteurs oder Pflanzenkundlers oder wer auch immer dafür am meisten in Frage kommt, zu hören.

Menschen sollten hauptsächlich auf ihre eigenen Informationen und Fragestellungen mit Rücksichtnahme auf ihre persönlichen Umstände sicherstellen, dass ihre Politik, ihre Strategien, Systeme und Aktivitäten im Einvernehmen mit den gesetzlichen Bestimmungen der Regierung, den allgemeinen Vorschriften und ethischen Verhaltenskodices übereinstimmen.

Es werden keine Ansprüche auf ein bestimmtes Produkt erhoben, das der Autor in diesem Informationsmaterial erwähnt. Zudem behauptet der Autor nicht, dass irgendetwas wissenschaftlich überprüft sei, wenn es das nicht ist, noch dass man davon oder von etwas anderem, das in diesem Text kommentiert wurde, auf irgendeine Weise profitieren könnte, lediglich durch das Lesen dieses Buches. Diese Informationen dienen lediglich dem Zweck der Unterrichtung und der Verbreitung von Neuigkeiten.

Anerkennung

Ich möchte die Unterstützung anerkennen, die ich über die Jahre durch meine Familie, meine Freunde und Kollegen, meine Lehrer und meine Studenten erhalten habe, und derjenigen, die mir bei meinen Überzeugungen auf dem Feld der Gesundheit gefolgt sind. Auch danke ich meinen Patienten, deren Rückmeldungen immer so wertvoll waren.

Danke für eure Freundlichkeit und Hilfe

Inhaltsverzeichnis

Teil I - Brustkrebs

Teil II - Hautkrebs

Teil III - Die Schwarze Salbe in Deutschland

Ein doppelter Effekt

Ich möchte dieses Buch zunächst all denen von euch widmen, die bereit sind, aufzustehen und Verantwortung und Kontrolle über die eigene Gesundheit und die der Angehörigen zu übernehmen und nicht zuletzt auch für die der Haustiere.

Seit den Tagen von Hippokrates haben immer wieder großartige Forscher versucht, neue Dinge auszuprobieren, raten Sie bei wem? Natürlich zunächst bei sich selbst, dann auch bei ihrer Familie und bei Freunden. Nicht zuerst bei anderen, nicht bei Tieren, nicht bei Geisteskranken, nicht bei Babys. Auch nicht bei Menschen der dritten Welt und nicht beim Militär. Nur bei sich selbst.

„Arzt, heile dich selbst zuerst..." gemäß den Grundlagen des hippokratischen Eides und der Praxis.

Ich möchte dieses Buch auch meiner Mutter widmen. Sie war die erste Person, bei der ich die schwarze Salbe anwendete. Sie hatte einen Brustkrebs im zweiten Stadium entwickelt, und hatte nur noch 5 Wochen zu leben. Der Primärtumor in ihrer rechten Brust war groß und wucherte. Ich hatte keine Erfahrung mit dieser Salbe, aber mein Bruder hatte noch welche in seinem Erstehilfekasten. Ich trug die Salbe auf den Tumor auf, dort war nach 24 Stunden eine sichtbare Veränderung eingetreten, und das Herz (der Schorf genannt, der tote Tumor) kam nach 2 Wochen heraus, ein großes Loch hinterlassend, dort wo er gesessen hatte. Nur wenige Wochen später starb sie durch die Metastasen, die Brust war komplett abgeheilt. Sie war 88.

Ich habe seit dieser Zeit eine Menge über die schwarze Salbe gelernt. Wenn ich das gewusst hätte, was ich heute weiß, wäre sie vielleicht noch am Leben.

Meine Geschichte

Ich bin einer von denen mit heller Haut, die in den 50er und 60er Jahren im sonnendurchfluteten Sydney aufwuchsen. Ich war mehr der Draußen-Typ und gewöhnlich an den besten Stränden der Welt zu finden, und ich erinnere mich, dass ich oftmals einen Sonnenbrand hatte. Dies hat sicherlich dazu beigetragen, meine Haut für Zerstörungen empfindlich zu machen, was gleichzeitig mit vielfältigen anderen potentiellen Faktoren eine bestimmte Stufe von Schäden in der DNA hervorrief und die Entstehung von Pigmentflecken und Hautkrebs begünstigte.

Nach der Erfahrung mit meiner Mutter auf dem Sterbebett begann ich die Salbe auf verschiedene Hautläsionen, die ich auf meinem Körper entdeckt hatte, aufzutragen.

Etliche schuppige Stellen brachten positive Ergebnisse, aber die Schlimmste war eine Stelle auf meiner Wade. Über mehrere Jahre hinweg, hatte ich diese Stelle abgekratzt, aber sie kam immer wieder. Ich trug die Salbe auf und bekam eine entzündliche Reaktion und als das tote Gewebe ungefähr 2 Wochen später abfiel, hinterließ es ein erbsengroßes Loch.

Man konnte in das Gewebe hineinsehen und die Kapillargefäße erkennen, es war ungefähr so, als ob man in einem Glasbodenboot unter Wasser schaut. Die Ränder schienen gesund zu sein.

Ich hielt die Wunde hygienisch rein, und der Heilungsprozess setzte sich über etliche Wochen fort, bis der Hohlraum sich wieder aufgefüllt hatte. Ich war so beeindruckt, dass ich die Salbe als Skalpell der Natur bezeichnete. Ich habe die Salbe an ca. 20 Hautläsionen an allen Stellen meines Körpers angewendet und es erübrigt sich zu sagen, dass ich die Salbe immer in meinem Erste-Hilfe-Kasten bei mir habe und sie auf jede besorgniserregende Stelle auftrage.

Beobachtungen

Seien Sie sich bewusst, dass die folgenden Richtlinien in diesem Buch lediglich auf Beobachtungen basieren. Sie beruhen auf Erfahrungen des Autors und vieler anderer Menschen auf dem Weg der persönlichen Anwendung. Jedoch auch auf dem Gebrauch der Schwarzen Salbe durch medizinische Fachleute, um die ihnen präsentierten Patienten mit einer verdächtigen Läsion oder anderen Läsionen zu behandeln, mit oder ohne Diagnose.

Gewissenhafte Fachleute sollten bedenken, dass es wichtig sein kann, ihren Patienten zu empfehlen zwei Dinge hinsichtlich ihrer Behandlung zu tun, gleichgültig, ob sie eine medizinische oder alternative Behandlung auswählen:

- Beschaffen Sie sich eine schriftliche Diagnose.
- Machen Sie nach der Behandlung eine Abschlussuntersuchung, mit schriftlicher Beurteilung.

Die Ergebnisse der Behandlung der Patienten mit einer schriftlichen, medizinischen Diagnose (Biopsie, MRT o. Ä.) dienen nur der Prüfung der gemachten Hypothese und werden nur aus diesem Grund durchgeführt, um durch die offensichtlich auf das Adenom bezogene entzündliche Antwort, eine genaue Spezifizierung durch die Salbe zu erreichen.

Die Wirksamkeit wird, wie schon gezeigt, während der Zeit nach der Salbenbehandlung, durch die von dem diagnostizierenden Mediziner oder einem anderen Arzt gemachten Beobachtungen und Tests bestätigt.

Nichtsdestotrotz erachten es viele Menschen nicht für nötig, sich um eine Diagnose oder Nachuntersuchung zu kümmern; sie glauben genug darüber zu wissen, wie die Salbe wirkt. Vertrauen würde aber erst durch entsprechende Vorkenntnisse entstehen.

Als Jesus der Meister-Arzt Menschen von dem heilte, was als unheilbare Lepra galt, sagte er zu seinen Patienten, die er geheilt hatte: „Geht und zeigt euch zuerst bei den Priestern[2]“, da er nach geltendem Recht keine Genehmigung durch die staatlichen Einrichtungen (dem religiös-politischen jüdischen Rat) hatte. Mit anderen Worten: „Nehmt nicht mein Wort für wahr, sondern lasst es euch bestätigen, so dass ihr sicher seid.“ Bei ähnlichen Anlässen heutzutage gilt sein Rat genauso.

Ich habe außerdem beobachtet, (bitte bedenken Sie, dass keine wissenschaftliche Studie so durchgeführt wird), dass viele Patienten begeisterte Anhänger dieses Vorgangs geworden sind und dann selbst, nachdem sie professionell unterwiesen worden sind, ein oder zwei Behandlungen mit der Salbe angewendet haben, insbesondere dann, wenn ein Hautkrebs behandelt werden musste. Dies geschieht wahrscheinlich aus folgenden Gründen:

- Die Schwarze Salbe günstig zu kaufen ist.
- Sie bequem im Kühlschrank oder Regal aufzubewahren ist, da man nie weiß, wann man sie braucht (für Haustiere, oder die Tiere der Freunde).
- Sie ewig haltbar zu sein scheint.
- Sie ist leicht anzuwenden und sparsam im Verbrauch.
- Die Behandlung sorgt für ein klares Ausheben aus der Haut (es gibt eine einfache, erkennbare Reaktion, oder nichts weiter, als eine leichte Rötung einen Tag lang).
- Es scheint, dass die Anwender glauben, dass die Behandlung effektiv ist und den Gemütszustand beruhigt.

Was Sie selbst tun können

Die Mitglieder der medizinischen Bruderschaft versuchen großes Ansehen und Wohlstand zu erlangen; darüber soll hier nicht gesprochen werden. Sie müssen alle an einem Strang ziehen, und wenn Sie kein gewissenhaftes Mitglied sind und eine Sichtweise im Gegensatz zum Establishment vertreten und zudem Rezepte außerhalb des Standards und der Norm verschreiben, dann können Sie als Quacksalber lächerlich gemacht und wegen Kunstfehlern verfolgt, verklagt und verurteilt werden. Wenn Ihnen nicht sogar die Lizenz und Ihr gesamter Lebensunterhalt entzogen wird.

Ein allgemeines Problem scheint seit vielen Jahren darin zu bestehen, dass die Ärzte (Doktor = Lehrer) in ihren Besprechungen mit den Patienten nur sehr wenig dazu tun, um diese über Gesundheit zu unterrichten und aufzuklären. Sehr oft scheint die „Ich weiß nicht"-Haltung vermittelt zu werden. Aber der Arzt weiß es genau!

„Es ist so, wie es ist, mach was ich sage!" Dies wird manchmal durch Drohungen verstärkt, um Furcht hervorzurufen. Oftmals gesagt, aber unausgesprochen gemeint: Wenn Sie nicht meinem Rat folgen, dann ... All dies ist genau kalkuliert, um Furcht und Fügsamkeit hervorzurufen.

Ja, die Angst ist ein bewährter Motivator, aber es gibt noch größere philosophische Probleme mit der Angst, mit jeder Art von Angst. Angst ist nicht die Basis für irgendeine Beziehung gesundheitlicher Art, weder zwischen Gott noch seinen Kreaturen[31], einem Mann und seiner Frau, einem Priester und seiner Herde, einem Lehrer und seinen Schülern oder einem Arzt und seinen Patienten.

In der Tat ist Angst auch keine Grundlage in der Beziehung zu seinem eigenem Körper, Geist oder der Seele. Ja, es ist sehr effektiv, aber es hat mit der Natur der Tyrannei zu tun und nichts mit Liebe, die die einzig gültige und gesunde Motivation innerhalb jeglicher Beziehung ist. Der Herr der Herren sagt: „vollkommene Liebe vertreibt jegliche Angst." Motiviert zu sein, weil man das Leben liebt, den Körper liebt, und die Gesundheit wertschätzt, ist

---

[1] Angst ist in der Tat der Gegensatz der Liebe; der Gott der Bibel ist ein Gott der liebenden Freundlichkeit „chesed" (Hebraer) und Gnade (Grk) Siehe auch C.S.Lewis Mere Christianity (1952)

eine Sache, aber nur reaktiv zu handeln und die notwendigen Dinge (auch gute Dinge) zu tun, allein wegen der Angst, ist etwas anderes.

Wie machen wir aber weiter in dieser Angelegenheit? Wir leben in einer Welt, die zunehmend von der Angst auf jeder Ebene motiviert ist.

Haben Sie keine Angst

Stehen Sie nun auf für uns selbst, für unsere Kinder und für unsere Liebsten.

Es ist ein Gebot der Weisheit, von Zeit zu Zeit gegen das System der allopathischen Medizin vorzugehen, und sei es nur ein einziges Mal, auch wenn es scheinbar eine Menge Mut erfordert.

Wenn wir die Diagnose „Sie haben Krebs“ bekommen, machen wir unwillkürlich einen Schritt nach hinten, eine Pause, wir sind augenblicklich eingeschlossen in das medizinische Behandlungssystem. Bei gut meinenden Ärzten, sicherlich. Gott schütze sie. Wir müssen erkennen, wie auch immer, dass wir das Recht haben unseren eigenen Weg zu gehen, zum Guten oder Schlechten, aber für wie viel länger, ist eine offene Frage.

Wir sind frei zu sagen, „Nein, vielen Dank, ich werde mich noch nach anderen Möglichkeiten erkundigen“. Zu guter Letzt möchten Sie über die Dinge nachdenken bevor sie sich entscheiden, nicht wahr?

Machen Sie nichts mit Hast, denken Sie über eine zweite Möglichkeit nach, eine zweite Diagnose oder eine zweite Behandlungsmöglichkeit.

Hierauf zielt das Engagement dieses Buches ab, und es bringt die Ermutigung. „Haben Sie keine Angst! Seien Sie stark! Und bleiben Sie stark!“

Nun aber genug mit dem „Gerede“.

Heilungsbericht

Eine Stelle auf der Brust

Nachdem vor drei Jahren ein Melanom von meinem Arm entfernt wurde, achte ich sehr auf meine Haut. Ich hatte eine kleine Stelle auf der Brust, worüber ich mir Sorgen machte. Ich fragte den Arzt wegen einer Biopsie. Er sagte, dass es nichts sei. Nach der Biopsie schien es sich aber um einen Hautkrebs zu handeln. In den darauf folgenden Jahren fragte ich, ob nicht mehr entfernt werden muss, weil es rot wurde und die Narbe juckte. Der Arzt meinte es sei alles in Ordnung.

Ich beschloss, die Schwarze Salbe zu probieren, weil ich gehört hatte, dass doch nichts passieren wird, wenn es kein Krebs wäre. Auf den Fotos ist zu sehen, was passierte und ich bin froh, dass was auch immer es war, jetzt aus meinen Körper raus ist. Ich habe am 28. Januar 2008 mit der Salbe angefangen und nun ist es 28. Februar 2008. Also Sie können sehen, wie lange es dauerte. Es ist noch etwas schmerzhaft, aber ich beobachte die Stelle noch weiterhin, um zu sehen wie der weitere Verlauf ist, bevor ich ein zweites Mal die Salbe anwenden werde, wenn nötig. Ich hoffe, dass dies jemandem behilflich ist.

J. Peoria.

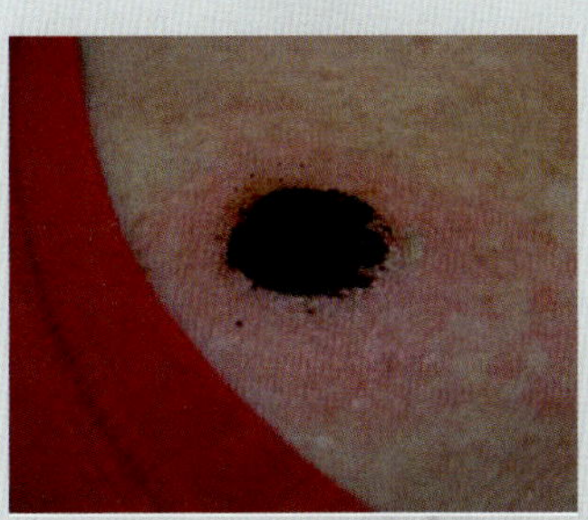

Wenige Stunden nach der Applikation der Salbe fängt die Haut an zu reagieren.

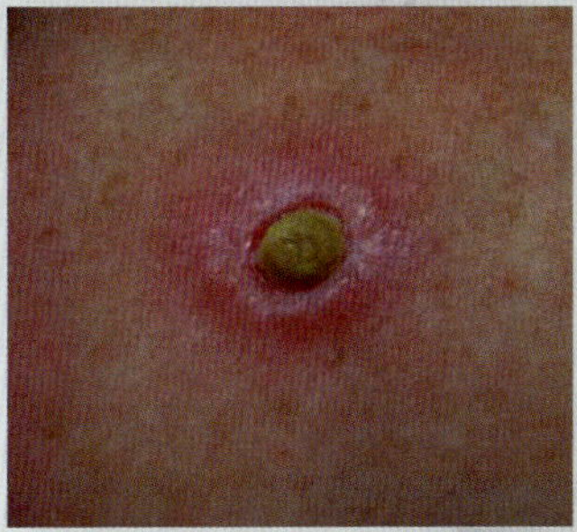

Nach wenigen Tagen werden die Krebszellen durch die gesunden Hautzellen abgestoßen.

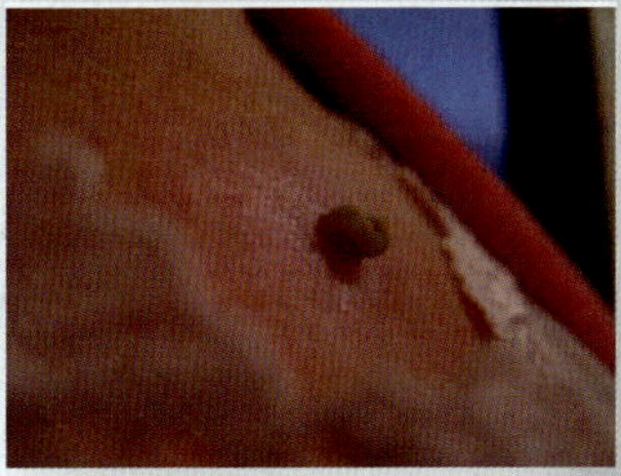

Der Krebs fällt förmlich aus der Haut heraus.

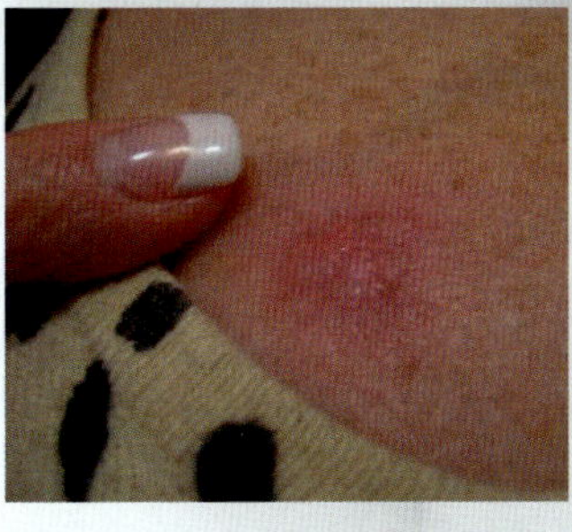

Vier Wochen später.
Die Wunde ist geheilt und der Krebs ist weg.

Brust – Anwendungen

Es ist ein weit verbreiteter Glaube, dass Behandlungen mit der schwarzen Salbe nicht nur bei verschiedenen Hautkrebsarten, sondern auch bei einer Vielzahl von anderen Krebsarten, zum Beispiel beim Mastzellcarcinom, Carcinosarkom (incl. Ewings), verschiedenen Brustkrebsarten einschließlich DCIS (ductales carcinom in situ, eine verbreitete Form des Brustkrebses), sowie Adenocarcinomen, (wie die Paget Erkrankung der Brust) tatsächlich auch bei vielen anderen cancerösen (neoplastischen) Tumoren und Läsionen unmittelbar und manchmal auch Anwendungen in der Nähe der betroffenen Stelle, gemacht werden können.

So wird eines Tages gezeigt werden können, dass die Salbe bei jeder Art von Tumorverdacht oder bereits diagnostiziertem Tumor, falls man das Gewebe durch leichten Druck (ziemlich leicht) ertasten kann, mit anderen Worten, wenn der Tumor eher oberflächlich als tief liegt, bzw. sich direkt unter der Haut befindet, effektiv ist.

Im Westen ist nach Hautkrebs, Brustkrebs der am häufigsten diagnostizierte Krebs und nach Lungenkrebs derjenige mit der Zweithäufigsten Todesrate bei Frauen[2].

Brustkrebs ist bereits seit 1600 vor Christus schon im alten Ägypten bekannt. Tumore oder Ulzerationen wurden kauterisiert (ausgebrannt), aber heilten nicht.

---

[2] Amerikanische Krebsgesellschaft (13. Sept. 2007; siehe auch die Inter netseite: www.cancer.org/docroot/CRI)

Französische und schottische Chirurgen begannen in der Mitte des 18. Jahrhunderts die Lymphknoten, Brust und Stützgewebe, sowie die Brustmuskulatur zu entfernen, um den Krebs zu heilen. Es war ja nicht ihre Brust!

Im Jahre 1882 begann Dr. Williamm. S. Halsted mit der Brustentfernung, aber nicht mit seiner eigenen!

Seit 1940 hat die Rate der Brustentfernungen jährlich um 1% bis 2% zugenommen.

Zwischen 1973 und 1991 stieg die Rate der Brustkrebserkrankungen bei Frauen über 65 in den USA auf ca. 40%.

Das Vorkommen von Brustkrebs ist in den am wenigsten entwickelten Ländern am geringsten.

Brustkrebs

Es gibt verschiedene Arten von Brustkrebs und dies sind die klassifizierten Typen die in verschiedene Schemata wie Stufen (TNM), Pathologie, Klassen, Rezeptorenstatus und DNA-Tests unterteilt sind.

Klassifikation

TNM basiert auf der Größe des Tumors(T), seiner Ausdehnung zu den Lymphknoten(N), und ob Metastasen existieren (M) Stufe 0:

Vorstufe von Krebs (Erkrankung) oder Marker (manchmal als CIS, ductales Mammacarcinom in situ) bezeichnet.

- Stufen 1-3: frühe Krebserkrankung und potentiell medizinisch heilbar.
- Stufe 4: „fortgeschritten“ und/oder metastasiert, medizinisch nicht heilbar.

Histopathologie (Mikroskopische Gewebsuntersuchung). Die meisten Brustkrebserkrankungen sind von der Haut abgeleitet (Epithelium) und kleiden die Milchgänge und Lobuli aus.

Carcinome in situ (vor Ort) ist eine Ausbreitung von Krebszellen begrenzt durch das Hautepithel.

Invasive Krebszellen die sich in der Umgebung des Gewebes ausgebreitet haben.

Differenzierung (Bloom-Richardson). Maßnahmen zur Differenzierung der Gewebetypen, in denen ein hoher Grad eine schlechtere Prognose bedeutet, und je mehr Krebs, umso schlechter die Aussichten.

Rezeptorstatus. Hat damit zu tun, ob der Tumor Östrogen-Rezeptoren (ER) und Progesteron-Rezeptoren (PR) und HER^2/neu beinhaltet. Zellen mit keinen von diesen, neigen nicht dazu bösartig zu werden (triple negative). Zellen mit ER+ benötigen Östrogen für ihr Wachstum.

Generell hat HER^2+ eine schlechtere Prognose (in der medizinischen Statistik).

Anzeichen und Symptome von Brustkrebs

Bei der Selbstuntersuchung der Brust entdeckt man meist nur Tumore (Knoten), die schon eine Zeit lang, unter Umständen sogar schon einige Jahre lang, gewachsen sind. Die Knoten können sich in der Brust oder Achselhöhle befinden.

Diese machen 80% der Erstdiagnose bei Brustkrebs aus. Aber nicht alle Knoten sind krebsartig.

Andere Anzeichen schließen Veränderungen in der Brust, wie Größenwachstum und Formveränderungen ein. Sie können auch durch Anzeichen wie Dellen in der Haut, Einziehungen oder spontane Verschiebungen der Brustwarze angezeigt werden. Schmerz allein ist kein zuverlässiger Indikator für Brustkrebs, er zeigt eher andere Erkrankungen der Brust an.

Invasive Krebsarten (Arten, die in das kleinere lymphatische Gewebe der inneren Brusthaut einwachsen), können eine Entzündung des Brustgewebes, auch entzündlicher Brustkrebs (IBC) genannt, hervorrufen. Dies verursacht Schmerz, Schwellungen, Wärme und Rötungen in der gesamten Brust und kann mit einer orangenhautartigen Hautveränderung (peau d`orange) einhergehen.

Die Paget Erkrankung der Brust erscheint als schuppig, rot in der Umgebung des erkrankten Gewebes und kann später kribbeln, jucken, brennen und schmerzen. Es kann auch ein Knoten in der Brust sein (50% der Fälle). Gelegentlich tritt auch ein phylloider Tumor auf (ein harter Knoten), der sich im Bindegewebe der Brust bildet, er kann gutartig, grenzwertig oder bösartig sein.

Metastasen entwickeln sich gewöhnlich in den Knochen, der Leber, der Lunge und im Gehirn. Dies kann zusammen auftreten mit unerklärlichem Gewichtsverlust, Fieber, Schüttelfrost, Gelenkschmerzen (wenn der Knochen betroffen ist) Gelbsucht und neurologischen Ausfällen.

Die häufigsten Symptome von Erkrankungen an der Brust sind gutartig. Wie z.B. Mastitis und Fibroadenom (Knoten von fibrocystischen Brusterkrankungen).

Heutzutage wird Brustkrebs eher erkannt, auch bei Teenagern und Männern.

Was verursacht Brustkrebs?

Seit der industriellen Revolution vergiften Chemikalien zunehmend die innere und äußere Umwelt, und seit der wissenschaftlichen Revolution des 20. Jahrhunderts, mit der Entwicklung des modernen Lebensmittelmanagement-Systems, vom Anbau über Lagerhaltung und Verarbeitung, von der Konservierung und Zubereitung, enthält alles Chemikalien.

Die menschliche Gewebs-DNA wird immer mehr zerstörenden Molekülen (Freien Radikalen) in unserer Nahrung und Getränken ausgesetzt, die dafür bekannt sind, Zellveränderungen hervorzurufen (mit anderen Worten Krebs auszulösen). Wir nehmen alle Sorten von Trans-Fetten und zerstörten Fettsäuren zu uns, wie sie in frittierten Speisen und in Margarine (um zwei der häufigsten Ursachen zu nennen), vorhanden sind und die zum Beispiel potentiell die Fettsäurebestandteile des epithelialen Brustgewebes angreifen.

Aber es ist nicht nur unser Essen, sondern auch zunehmend unsere Luft, die wir atmen, das Wasser, das wir trinken, die elektromagnetische Umgebung, in der wir leben, die zusammen dazu beitragen, das eine Toxifizierung, eine Vergiftung und eine Kontaminierung der DNA stattfindet. Gott allein weiß, wie all dies unsere Gene verändert, und es scheint, dass bereits der größte Teil des Gewebes von Krebs beeinträchtigt ist.

Generell ist die zelluläre DNA beschädigt, was Mutationen (erbliche oder erworbene) der normalen, Fehler korrigierenden Zellproteine hervorruft. Dies bewirkt manchmal unkontrollierte Vermehrung, und zusätzliche Mobilität dieser Zellen, was zu Metastasen führt. Etliche dieser Mutationswege oder Kaskaden wurden schon entdeckt.

Es wurden bereits einige dieser Wirkstoffe als krebsauslösend identifiziert, diese werden dann Karzinogene genannt (cancer-causers).

Spezifische Risikofaktoren für Brustkrebs, die bis heute identifiziert wurden, sind das Geschlecht (weiblich), das Alter, Kinderlosigkeit, nicht gestillt zu haben und ein hoher Hormonspiegel (z.B. Östrogenexposition).

Es gibt exogene, östrogen-ähnliche Chemikalien, die auch Xeno-Östrogene (aus alltäglichen Dingen, wie Plastik, Leim, Düngemitteln, HRT und vielen mehr) genannt werden. Diese Xeno-Östrogene können absorbiert werden ins Blut, die Lymphflüssigkeit und an die Östrogenrezeptoren andocken und eine exzessive, östrogenale Reaktion hervorrufen.

Es gibt viele allgemeine Faktoren, wie Alkohol, Fettleibigkeit, mangelnde Bewegung und Verstrahlung. Ebenso die Rasse und die Familienzugehörigkeit.

Abtreibungen spielen keine Rolle, warum auch immer.

Brustkrebs beginnt gewöhnlich im Epitehelialgewebe der Milchgänge oder Läppchen. (fortschreitend zum ductalen Karzinom in situ, DCIS)

Brustscreening

Screening beinhaltet Ultraschall, Magnetresonanzaufnahmen (CT) und genetische Untersuchungen.

Radiologische Aufnahmen (Mammographien), werden weitgehend für Frauen über 40 oder 50 Jahren, alle 2 Jahre empfohlen und sind obligatorisch für Jahrzehnte.

Aber sind sie sinnvoll? Und sind sie sicher?

Im Jahr 2009 hat die Cochrane Vereinigung den Schluss gezogen, dass die Mammographie die Mortalitätrate um 15% bei Brustkrebs verringert hätte.

Aber das Ergebnis sind mehr unnötige Operationen, die Angst und mehr Verletzungen verursachen als nötig[3].

Viele Frauen, die ich befragt habe, haben beschlossen, keine Mammographien zu machen, sie halten das Risiko im Verhältnis zum Nutzen für zu groß.

Probleme mit der Mammographie

Eine nationale Kanadische Brustkrebsstudie und der Welt-Krebs-report (Juni 2003) und andere haben seitdem festgestellt, dass Mammographien nur sehr wenig bewirken, wenn sie überhaupt helfen, die Todesrate zu senken[4].

Mammographien sind nicht wirklich zuverlässig. Mammographien haben falsch negative[5] Ergebnisse von ca. 10%, bis zu 30% (das heißt, sie erkennen 10% - 30% der Tumore derzeitig nicht).

---

[3] Gotsche PC, Nielson M(2003) "screening for breast cancer with mam mogramphie". Cochrane Database System.

[4] Siehe Epstein, S(MD) "The politics of Cancer"

[5] Als falsch positiv gilt, wenn der Test sagt, sie haben Krebs, wenn sie es in Wirklichkeit nicht haben; und falsch negativ ist, wenn der Test sagt, sie haben es nicht, aber tatsächlich haben sie Krebs. Viele der patholo gischen Tests sind unzuverlässig, zusätzlich kommt noch die Möglich keit menschlichen Versagens hinzu, wie durch Bösartigkeit, Unwissen heit und Nachlässigkeit hervorgerufene Fehler.

Genauso erscheinen fehlerhaft positive Befunde (10% - 15%). Grundlegend wurde herausgefunden, dass dies zu unnötigen Sorgen, Operationen, sowie Biopsien, Knotenentnahmen und sogar Brustamputationen geführt hat.

In einer schwedischen Studie mit 60 000 Frauen, waren 70% der durch Mammographie entdeckten Tumore keine Krebstumore, sondern gutartige Knoten.

Die Sorgen bezüglich der Zunahme des Auftretens von ionisierender Strahlung, auch durch Mammographien auf das Brustgewebe, besonders bei jüngeren Frauen im fruchtbaren Alter, steigen an.

Einige Vermutungen gehen davon aus, dass 75% der Brustkrebserkrankungen durch Strahlung aus verschiedenen Quellen[6] hervorgerufen wird.

Brustgewebe reagiert außerordentlich empfindlich auf Strahlung. Mammographie kann Brustkrebs tatsächlich auslösen. Aber es ist heute weniger wahrscheinlich dies zu sagen, als noch vor 30 Jahren, da die Strahlenbelastung jetzt nur noch 1 rad pro Dosis beträgt, statt 5 - 10 rad noch in den 1970iger Jahren.

Bedenken auch bezüglich der Kompression der Brust während der Mammographie haben zugenommen, wahrscheinlich ist es nicht gut für das empfindliche Brustgewebe, und es gibt die Annahme, dass es zu Metastasen führt.

---

[6] Dr. John W.Gofman MD, PhD, der 30 Jahre mit dem Studium der ioni sierenden Strahlung verbracht hat.

Mammographien für Frauen im fruchtbaren Alter (unter 40), werden als nicht sinnvoll angesehen, da die Risiko-Nutzen-Analyse zeigt, dass die entstehenden Risiken und Gefahren den Nutzen überwiegen. Vorteilhafter sind Ultraschall und MRT. Alles deutet darauf hin, dass die Vormenopausen-Brust hochsensibel auf Röntgenstrahlung reagiert. Die Brust der Frauen im gebärfähigen Alter hat zudem eine höhere Gewebedichte, die den Tumor vor Entdeckung schützt.

Es mag einige Vorteile durch Mammographien bei älteren, unfruchtbaren Frauen geben, aber auch dies ist umstritten, besonders bei Frauen im Alter von 40 - 55 Jahren[7].

Infrarot-Mammographien und Thermographien[8] sind zwei neue Möglichkeiten, die eventuell die auf Röntgenstrahlung basierende Mammographie als vorbeugende Maßnahme, ersetzen könnte.

Diagnose

Ist der Knoten gut- oder bösartig?

Weder die klinische Brustuntersuchung, noch die Röntgen Brustuntersuchung, das MRT oder irgendeine andere bildgebende Untersuchung können feststellen, ob der Knoten ein Krebs ist.

---

[7] Siehe Medline (23.August.2006) “Breast Cancer Evaluation” (topic 3287)

[8] Siehe Burton Goldberg *Alternative Medecine*

Biopsie

Wissenschaftlich gesehen, ist der beste Weg für alle, einschließlich des Arztes, um sicherzugehen welche Art von Krebs es ist, eine Biopsie (gewöhnlicherweise wird ein Stück aus dem Kern oder Flüssigkeit aus dem Gewebe in der Mitte der Läsion genommen) zu machen, oftmals mit einer speziellen Nadel (dünne Nadel Ansaugung, oder FNA[9]) und diese Gewebeprobe dann in ein Institut für mikroskopische Zellular-Analyse zu schicken.

Nur eine Biopsie, die eine Probe aus dem Zentrum des Gewebes/der Flüssigkeit des Knotens nimmt, kann zwischen Gutartigkeit und Krebs unterscheiden.

Im Allgemeinen kann man sagen, wenn die Flüssigkeit klar ist, ist es meist kein Krebs, ist sie jedoch blutig, kann es Krebs anzeigen. Die Untersuchung in einem Labor ist immer notwendig.

Die Gewebeprobe kann auch durch eine Stanzbiopsie (braucht nur eine Probe), oder über eine Excisionsbiopsie entnommen werden (nimmt den ganzen Knoten).

Die Biopsie kann intensiver sein, hingegen kann sie die Entfernung des Wächter-Lymphknotens beinhalten, nur um zu sehen, ob der Krebs schon gestreut hat.

Aber wer möchte einen perfekt funktionierenden Lymphknoten entfernt haben?

---

[9] Auch dünne Nadel Aspirations-Zytologie (FNAC)

Ist das Biopsie-Verfahren sicher?

Es gibt berechtigte Bedenken, dass während der Gewebeentnahme aus einem Tumor mittels eines Messers oder einer Nadel, nur um eine Probe zu bekommen, leicht Krebszellen in den Blutstrom oder in das lymphatische System verbreitet werden können.

Tatsächlich werden durch die Biopsie viele Einzelzellen oder sogar eine größere Anzahl (ein Klumpen) gelöst und in den Umlauf gebracht.

Solche Klumpen können viel leichter in kleinen Blutgefäßen oder Kapillaren irgendwo stecken bleiben, für gewöhnlich aber in einem Organ, was tatsächlich Zweittumore (Metastasen) auslösen kann. Dies sind in erster Linie die größten Bedenken Hautkrebs betreffend.

Medizinische Wissenschaftler sagen, dass sie die Biopsie für statistische Analysen brauchen. Chirurgen sagen, dass sie die Biopsie brauchen, um Daten zu bekommen, wie groß das Areal ist, das sie operieren müssen, um „alles" herauszubekommen.

Wie auch immer, eine Biopsie sichert chirurgische Genauigkeit nicht, da wir klinisch wiederholt Patienten sehen, die den Krebs wiederbekommen.

Und um Wächter-Lymphknoten für diagnostische Zwecke zu entnehmen nur um die Ausbreitung im Frühstadium (1 und 2) festzustellen, ist es fraglich, ob es das wert ist im Verhältnis zu potentieller Zerstörung.

Sie kennen vielleicht jemanden mit der Diagnose „primärer Brustkrebs“. Sie haben den Krebs herausgeschnitten. Sechs Monate später stirbt der Patient durch einen Sekundärtumor, diagnostiziert als neoplastische Brustzellen, die in der Leber, im Gehirn, in den Knochen oder den Lungen gelandet sind.

Frage: Überlegen Sie genau. Kommt der zweite Tumor vor oder nach Diagnose und Behandlung?

Sicherlich, es kann schon vor der Operation metastasiert haben (wenn auch asymptomatisch). Aber tatsächlich können die Metastasen auch während der Behandlung entstanden sein. Was glauben Sie, ist passiert? Wer weiß es?

Der Arzt will Ihnen erzählen, dass die Biopsie und Exzision (die chirurgische Entfernung der Läsion) völlig sicher sind; aber sind sie es?

Die Bedenken haben über die Jahre zugenommen. Zum Beispiel hat Dr. James Ewing, der Dekan der amerikanischen Krebs-Pathologen, ausgeführt: „Sie (die Biopsie) sollte insbesondere vermieden werden bei Brustkrebs und allem Wachstum, bei dem Inzisionen in der Haut oder durch die Tumorkapsel[10] erforderlich sind“. Das ist es, was eine FNA oder Stanzbiopsie ist.

Im Juni 2004 wurde ein Papier des John Wayne Krebs Institutes[11] veröffentlicht, dieser Institution, die Pionierarbeit leistet in der Lymphknoten-Biopsie bei Brustkrebspatienten, das 663 Frauen

---

[10] Pack 1940: 43 (siehe auch Cancerdecisions.com with Ralp W. Moss)
[11] Hansen, N et al.

mit der Fragestellung untersuchte: Verursacht eine Biopsie die Streuung von Krebszellen?

Das Abschlussergebnis war, ja, sie macht! Nicht in jedem Fall, aber in einer alarmierenden Anzahl von Fällen.

Ich persönlich bin bei jeder wissenschaftlichen Beurteilung vorsichtig, die hinreichend nachgewiesen hat, dass Biopsien oder auch die Inzision selbst, sicher sind.

Heute werden Biopsien täglich bei tausenden von ärztlichen und klinischen Operationen durchgeführt. Es scheint, dass diese Bedenken im großen Stil unter den Teppich gekehrt werden und bei vielen Ärzten und Politikern unbekannt bleiben.

Dies ist ein sehr ernstes Gesundheitsproblem geworden, da die Häufigkeit von metastasierendem Krebs stark zugenommen hat.

Medizinisches Behandlungsprotokoll

- Chirurgie
- Chemotherapie und/oder
- Bestrahlung

Chirurgie.
Beinhaltet Knotenentnahmen, oder Brustentfernungen (die ganze Brust), und mit oder ohne Wächter-Lympfknotenentnahme.

Je intensiver die Behandlungsstufe, umso mehr ist eine kombinierte Therapie wahrscheinlich, z.B. Chirurgie gefolgt von Chemotherapie und manchmal auch noch Bestrahlung.

Brustkrebs hat oftmals filamentartige „Wurzeln", die durch die Operation gestört werden können, und sich so vielleicht auf die gleiche Art wie bei der Exzision, Krebszellen verbreiten können.

Frauen haben schon lange befürchtet, dass die Brustoperation tatsächlich die Ausbreitung des Krebses, und den Ausbruch von Metastasen fördern könnte. Wir finden jetzt Bestätigungen in der Literatur[12], dass durch die chirurgischen Exzisionen (Entnahmen) tatsächlich die Abwanderung der Krebszellen durch erhöhte Wundflüssigkeit zugenommen hat, was zeigt, dass gesunde Zellen durch das Skalpell verletzt werden.

Man vermutet, dass das verletzte Tumorzellgewebe in das Lymphsystem gesaugt wird, und zur Metastase führt.

Wie bereits an anderer Stelle erwähnt, besteht der Verdacht, das die Brustbiopsie, besonders die Stanzbiopsie, das Potential hat, den Krebs zu streuen.

Medikamente (Drogen)

Hauptsächlich drei Gruppen von Medikamenten werden zusätzlich zur Operation eingesetzt:

1. Hormonblockierende Therapien (blockiert Rezeptoren z.B. Tamoxifen, der blockiert die Hormonproduktion selbst Aro-

---

[12] J. Clin. Oncology 24 (18S) : 10611, and Clin. Cancer Res. 14 (5) : 1325 – 32

matasehemmer nutzend), um die Östrogenfreisetzung zu reduzieren.

2. Chemotherapie (besonders bei nicht östrogen-bedingten Erkrankungen), dies hat aber ernste Nebenwirkungen, einschließlich Schäden des Herzmuskels.
3. Mononukleale Antikörper, besonders bei HER^{2}+ Brustkrebs

Bestrahlung

Bestrahlung wird unterstützend zu Operationen angewandt, gleich nach der Operation in dem Glauben, dass sie die durch die Operation gestreuten Zellen auslöscht und hilft, der potentiellen Ausbreitung der operationsinduzierten Metastasen vorzubeugen.

Immuntherapeutica (biologische Therapien) sind ein neueres Gebiet der allgemeinen Krebsforschung, bei dem die Wissenschaftler versuchen besser zu verstehen, wie das körpereigene Immunsystem Abwehrkräfte aktiviert. Die Bereiche des Interesses[13] sind einschließlich der mononuklealen Antikörper, die Aktionen der cytotoxischen und T-Helferzellen, sowie verschiedene Zytokine und Impfstoffe.

---

[13] Siehe Webseite http://www.meds.com/immunology/

Heiliger Gral - Immuntherapien

Es ist bemerkenswert, dass vor noch nicht einmal 30 Jahren, Tumore (besonders Hautkrebs) ganz klar eine Immunogenität gezeigt haben, als Reaktion auf Behandlungen mit der Schwarzen Salbe. Und diese Beobachtung wurde in der Literatur bereits erwähnt. Wenn nur die medizinische Wissenschaft zugehört hätte. Aber warum wissen es dann die Quacksalber überall?

Das ironische an der Sache ist, dass die moderne medizinische Forschung erst kürzlich die Tumorimmunogenität bewiesen hat. (Während der letzten 10 Jahre oder so)!

Wenn es zu einem Brustkrebs kommt, scheint die medizinische Bruderschaft die Menschen im Dunkeln lassen zu wollen bezüglich der Möglichkeiten außerhalb der herkömmlichen Behandlungen. Oder sie kennt sie nicht. In Ländern, in denen medizinische Orthodoxie verwurzelt ist, wie in den westlichen Staaten, wo so viel Geld mit Diagnosestellung und medizinischer Behandlung verdient wird, obwohl die Behandlungsmöglichkeiten so begrenzt und unbeholfen sind, und wo Gesetze solche Interessenbindungen schützen, wird solch alternatives Wissen und die Anwendung dazu neigen, in den Untergrund zu gehen.

Es ist eine Schande, dass ein großer Teil der modernen Medizin nur geldgetrieben, statt auf den Patienten fokussiert ist. Und viele gute Leute innerhalb des medizinischen Bereiches haben wegen der Interessenbindungen die Mütze über die Augen gezogen, obwohl dieses Gebiet eines ist, in dem es so viel wünschenswerter wäre, Alternativen zu prüfen als Operationen.

Warum nach einer alternativen Behandlung suchen?

Die einfache Tatsache ist, dass zwei Hauptprobleme der orthodoxen Medizin bezüglich der Krebsbehandlung erkannt werden müssen. Bei jeder von der medizinischen Wissenschaft entwickelten Methode um Krebs zu behandeln:

- Keine Behandlungsmöglichkeit ist zu 100% zuverlässig, sodass keine Heilung angeboten werden kann.
- Jede Behandlungsmöglichkeit verursacht Verletzungen des gesunden Gewebes, und ruft Kollateralschäden hervor, im Rahmen von extrem leichten bis zu behindernden und extrem entstellenden Schäden, oder sogar bis zum Tod des Patienten.

„Oh, die Behandlung war bei der Entfernung des Tumors erfolgreich, aber unglücklicherweise ist der Patient tot."

Mit Sicherheit ist der Heilige Gral der modernen Medizinwissenschaft und der pharmazeutischen Industrie ein Patent über einen Träger eines Typs[14] oder eine Droge zu kreieren, die die Krebszellen herausfiltert und selektiv darauf abzielt diese im Körper zu zerstören und das gesunde Gewebe dabei intakt lässt.

Ich sage „Patent", weil so ein Patent den Erfindern den Wohlstand eines Krösus bringen würde.

---

[14] Siehe http://www.med.com/immunotherapy/intro für einen Überblick über den Stand der heutigen medizinischen Wissenschaft.

Was jedoch angesprochen werden muss, ist, dass eine Droge eine Substanz ist, die per Definition, biotoxisch wirkt. Gemeint ist, sie belastet und bedroht das Leben jeder Zelle, die ihr ausgesetzt wird, und insoweit ist dieses System bei der Suche nach einer Krebszellenspezifität unzuverlässig. Und wie soll der toxische Abfall beseitigt werden?

Heutzutage ist der Blickpunkt darauf gerichtet, ein solches Entsorgungssystem zu entwickeln. Sie versuchen jetzt, mithilfe der durch Gentechnik hergestellten Virusstämme, in die eine patentierte, krebsabtötende Droge injiziert werden kann, diese in den Blutstrom mit einer Such- und Zerstör-Mission durch den ganzen Körper zu schicken. Großartige Idee? Und doch so fern …

Aber was ist nun das Richtige?

Lassen Sie uns sehen, welche alternativen Behandlungen heutzutage angeboten werden.

Prognose

Viele Dinge in der Onkologie haben mit Prognosen zu tun, was wörtlich „Vorherwissen“ bedeutet.

Der Arzt betont, „basierend auf (diesem oder jenem) ... haben Sie … (z.B. noch 3 Monate) zu leben et cetera“. Dies ist bestenfalls eine geschätzte Überlebensvorhersage.

Aber ist dies von Wert?

Vorhersagen basieren lediglich auf Statistiken, und können so für den Einzelnen nicht von signifikanter Bedeutung sein, nur für eine statistische Gruppe, wegen der ganzen Biovariablen, die mit dem Menschsein zusammenhängen. Sie können in der Gruppe sein (die sagen wir, einen Stufe 4 Krebs hat), aber nicht einer aus dieser Gruppe stirbt.

Weshalb muss dann gesagt werden, „Sie werden sterben ." wenn es nicht wirklich so ist?

Der Zeremonialknochen

Worte die einen Glauben erzeugen, sind sehr machtvoll und sollten nicht leichtfertig ausgesprochen werden, ohne vorher über das Wirkungspotential nachgedacht zu haben. Bei einer Frau, der man sagt „Sie haben noch 3 Monate zu leben", können sich besonders zerstörerische, psychosomatische Effekte zeigen, Effekte, die sich im Schweregrad von lediglich Angst und Stress, bis hin zur Schaffung einer psycho-physiologischen Umgebung, die sich selbst als förderlich erweist, um dem Krebs zu erliegen.

Die Absicht ist wie in einigen primitiven Aboriginalkulturen z.B., dass wenn ein Mitglied beleidigend auftritt, der Hexendoktor dann mit dem Zeremonialknochen auf ihn zeigt, so dass dieses Individuum dann innerhalb von wenigen Monaten tot ist. Nur durch die Andeutung wirkt es wie eine „sich selbst erfüllende" Prophezeiung.

Sorge bereitet, was an psychologischen Mustern/Glauben hier mit der Prognose erzeugt wird. Welchen Effekt mögen Angst und Stress auf die tatsächliche Überlebenszeit haben? Man muss sich der möglichen psychosomatischen Effekte bewusst sein, die durch den medizinische Zeremonialknochen zeigen, entstehen und so Auswirkungen auf die mögliche Überlebenszeit haben können.

Ist die mit voller „Sicherheit" erklärte Prognose wissenschaftlich untersucht worden? Ich vermute, sie wurde es nicht. Ich vermute gleichermaßen, dass tatsächlich herausgefunden würde, dass die Prognose nicht sicher ist. Was wird also damit beabsichtigt? Die Sache an sich, die Voraussage, so bezeichnet mit pompöser Arroganz ist unvereinbar mit der gesundheitlichen Fürsorge, nicht wahr? Fast so, als würde der Arzt „Gott" spielen wollen.

Erstaunlich, nicht wahr, dass die moderne Medizin so schnell Steine auf die alternativen Ideen und Praktiken werfen kann, so als ob man keine Ehre hätte, weil diese nicht durch „wissenschaftliche Studien[15]" überprüft wurden. Dabei sind viele ihrer Überzeugungen und Anwendungen nach ihren eigenen Maßstäben durchgefallen und dem Hippokratischen Gebot, "Arzt richte keinen Schaden an!" nicht gefolgt.

---

[15] Siehe meinen Artikel „The Value of the Scientific Method".

Anwendungen an der Brust

Einführung
Viele Frauen sind teilweise, wenn nicht sogar völlig gegen die Idee eines chirurgischen Eingriffs an der Brust. Punkt! Die Frauen wollen keine Brustoperation, auch keine Biopsie, geschweige denn eine Knotenentnahme, (chirurgische Entnahme eines Knotens) oder die Entfernung der Brust (Mastektomie) oder womöglich die der ganzen Brust und des darunterliegenden Gewebes sowie der Lymphknoten. Es wird allgemein vermutet, und ist in der neueren Literatur eindrucksvoll belegt, dass chirurgische Eingriffe dazu führen, den Krebs zu streuen. Dies mag ein Nachteil von chirurgischen Eingriffen in jeglichem krebsbefallenen Gewebe sein.

Bestrahlungstherapie wird gleichermaßen als unsicher angesehen (es besteht die Möglichkeit, dass Strahlung Krebs verursacht) und so viele spüren, dass dies keine Lösung auf Dauer ist.

Viele Frauen wollen keine giftigen Medikamente einnehmen, welche statt einer Heilung, was Studien ausreichend belegen, die Verbreitung von Krebs fördern und andere unerwünschte Nebenwirkungen haben können, wie dauerhafte Hirnschrumpfung[16].

---

[16] Siehe Dr. Joan Massague und andere, Sloan-Kettering Krebs Zentrum, NY

Wichtige Anmerkung: Biopsie

Wenn Sie sich entschieden haben, eine Biopsie zu machen, ist es das Beste, sofort nach der Prozedur die Salbe direkt auf die Wunde, die die Nadel hinterlassen hat, aufzutragen.

Dies kann zwei wesentliche Vorteile bringen:

- Das „Loch“ der Nadel ermöglicht einen direkten Zugang der Salbe zum Krebs.
- Der Schutz vor der Möglichkeit, dass die Biopsie eine unerwünschte Beweglichkeit der beschädigten Krebszellen hervorruft, oder eine mögliche Abwanderung, die zu Metastasen führen kann, zu verhindern.

Sie haben eine Biopsie gemacht?

Warten Sie nicht auf den pathologischen Befund, nachdem Sie eine Biopsie gemacht haben um den Krebs zu diagnostizieren. Heilpraktiker u.a. empfehlen, die Salbe so schnell wie möglich sofort danach aufzutragen.

Wenn es Krebs ist, wollen Sie sicher nicht, dass er sich unkontrolliert ausbreitet, nicht wahr?

Einige Frauen wollen die Salbe unmittelbar nach der Biopsie auftragen, in dem Glauben, dass das Loch der Nadel einen besseren Zugang zum Tumor für die Wirkstoffe der Salbe ermöglicht. Sie können damit rechnen, dass die Salbe durch den Stichkanal mehr bewirkt, als wenn sie die Salbe auf eine offene Wunde auftragen.

Es gibt einige pflanzliche Medikamente, und einige spezifische antioxidative Vitamine, die eine gute Heilung fördern können.

Anwendung der schwarzen Salbe

(nachfolgend nur „die Salbe“ genannt)

Wie oben schon erwähnt, basiert das hier Folgende auf den Beobachtungen, die ich persönlich gemacht habe, aus den Gesprächen mit Heilpraktikern und Patienten während der letzten 10 Jahre und aus Beobachtungen die von sehr hoch qualifizierten Anwendern, die vor mir kamen und die mutig genug waren, öffentlich zu sprechen, gemacht wurden.

Die allgemeine Regel ist, dass die Salbe direkt oder so nah wie möglich auf die verdächtige Stelle aufgetragen wird, und idealerweise 24 Stunden bis zur Entfernung, dort gelassen wird.

Bevor man mit dieser Behandlung anfängt, sollte man sich fragen „Kann ich den Krebstumor sehen, oder nur fühlen?“ Mit anderen Worten, ist der Krebs ulzeriert (Geschwür), ist er durch die Haut an die Oberfläche gewachsen oder nässt die Brustwarze.

Wenn die Antwort ja ist, kann es sein, dass Sie ein Kandidat für diese Therapie sind. Sitzt der Tumor jedoch sehr tief, oder hat er bereits metastasiert, dann werden die meisten Kliniker (Ärzte) annehmen, dass die Schwarze Salbe **nicht** die angemessene Behandlungsmethode sei. Besonders dann nicht, wenn eine zuverlässige interne Therapie zur Verfügung steht.

Es kann sein, dass Sie den Knoten fühlen können, die Salbe aber, um effektiv wirken zu können, durch verschiedene Hindernisse hindurch muss; die diversen Hautschichten selbst, dann die Faszien, das Brustgewebe, durch die Tumorwand bis hin zu den Tumorzellen darin.

Ich habe viele Male gesehen, dass ein primärer Brusttumor mit der schwarzen Salbe erfolgreich behandelt wurde, wenn die Läsion oberflächlich, aber unter der Haut war; wie auch immer, die Salbe muss eine ziemliche Reise machen, was möglich ist durch mehrere Anwendungen an aufeinander folgenden Tagen. In diesem Fall kann es 3-5 solcher Anwendungen erfordern.

Ich selbst als Kliniker glaube, dass die Schwarze Salbe am besten wirkt, wenn sie direkt auf die Läsion oder den Tumor aufgetragen wird; es ist nicht entscheidend welche Art von Tumor es ist, die Salbe zeigt die besten Ergebnisse bei direkter Anwendung. Ich sage es zweimal, also beachten Sie dies bitte.

Als Werkzeug ist es brillant, wenn es direkt angewendet wird. Wie bei jedem anderen Werkzeug müssen Sie jedoch die Grenzen kennen; oder würden Sie mit einer Laubsäge einen Gummibaum absägen? (Würden Sie??)

Es gibt bessere Werkzeuge für tiefe Krebsarten oder solche, die bereits metastasiert haben.

Die Salbe: Was ist das?

Die Schwarze Salbe des einen oder anderen Typs gibt es schon seit geraumer Zeit und mag es schon seit tausend Jahren oder mehr gegeben haben.

Normalerweise gehört zu den gewöhnlichen Bestandteilen dieser Schwarzen Salbe Blutwurzel (Sanguinaria Canadensis), sie ist aber nicht immer enthalten, sowie eine Zinkbasis (z.B. ZnCL2).

Die Anwendung der schwarzen Salbe hat eine lange Geschichte mit Forderungen und Gegenforderungen der Befürworter und der Gegner, die die Anwendung kritisieren.

Tatsächlich braucht das ganze Thema irgendwann ein neues Buch. Der Krieg hat viele gute Leute ihr Ansehen, ihre Gesundheit, ihre persönlichen Beziehungen, ihren Lebensunterhalt, sowie ihre Freiheit, und manchmal sogar ihr Leben gekostet.

Aber wo der Rauch ist, ist das Feuer, nicht wahr? Heutzutage, besonders in der zweiten Hälfte des letzten Jahrhunderts, kamen verbesserte Versionen der schwarzen Salbe vermehrt in Gebrauch, mit verschiedenen Namen, wie *Cansema* oder *Herbveil8*. Meine erste Erfahrung mit der Schwarzen Salbe war mit *Cansema*.

Jede Prüfung und Beobachtung, die mit der früheren Version gemacht wurde, ist heutzutage veraltet, besonders wenn die Schlussfolgerung war, dass der Wirkmechanismus auf Korrosion beruht. Viele der verfügbaren medizinischen Informationen basieren auf veralteten Versionen.

Egal wie, einige der alten Versionen werden heute noch verwendet, seien Sie sich dessen bewusst.

Die aktuelle Version, von der wir hier sprechen, und mit der ich seit über 10 Jahren vertraut bin, ist von der Substanz her das gleiche wie *Cansema*[17], das, bis auf einige Verfeinerungen, zuerst in den USA von den Alpha Omega Laboratorien produziert wurde. Es ist ein Produkt auf Pflanzenbasis, dass hauptsächlich aus zwei Pflanzen besteht, die, wie schon aus der Geschichte bekannt, gezeigt haben, dass sie eine pharmakologische Anti-Krebs-Wirkung haben. Diese sind Kanadischer Blutwurz (Sanguinaria Canadensis) und Kreosotbusch (Larrea mexicata)[18].

Diese Kräuter werden, wenn sie getrocknet sind, in simmerndes Wasser mit einer Zinkchlorid-Basis (ZnClO2), einer kleinen Menge DMSO (ein Träger, ein Dosiersystemmolekül) und etwas Glycerin (ein Mittel um die Feuchtigkeit in der Salbe zu halten) hergestellt. Die daraus entstehende Salbengrundlage ist wasserbasiert, sodass, wenn nötig, nur durch Zufügen von Wasser die Viskosität der Salbe wieder hergestellt werden kann.

Die chemische Klassifizierung der Schwarzen Salbe wird in der Fachliteratur als schorfbildend bezeichnet, was wörtlich „es bildet Schorf" heißt (ein Stück totes Gewebe). In Fällen von Hautkrebsbehandlung durch Anwendung der Schwarzen Salbe, wird angenommen, dass der Schorf der tote Tumor ist.

---

[17] (der Gründer Greg Caton vegetiert zu Unrecht und ungesetzlich, in einem US Gefängnis).

[18] Neuere Versionen Galangawurzel (Alpinia officinarum) oder Ingwer wurzel (Zingiber officinale) und manchmal Graviola Blätter (Annona muricata)

Nach der Behandlung wird der „Schorf“ durch natürliche Heilungsprozesse innerhalb kurzer Zeit ausgegrenzt (abgestoßen), für gewöhnlich nach ca. 10 bis 14 Tagen, auch wenn der Tumor ziemlich tief sitzt.

Nur selten, wenn überhaupt, ist eine Wundausschneidung oder chirurgische Entfernung notwendig; das einfachste ist, in einigen Fällen, es möglicherweise nur mit dem Fingernagel herauszulösen. Normalerweise fällt es unter der Dusche von alleine ab.

Ein Gerücht aus der Welt geschafft

Es ist wichtig eine falsche Behauptung hier aus der Welt zu schaffen.

In gegensätzlicher Literatur[19] versuchen Kritiker darauf hinzuweisen, dass einige Schwarze Salben eine korrosive Wirkung hätten. Das heißt, der Vorgang wäre eine Korrosion, so als würde es sich in die Haut fressen, und somit den Krebs heraus brennen. Möglicherweise waren einige schwarze Salben in der Vergangenheit korrosiv.

Aber die neueren Schwarzen Salben, einschließlich Cansema, die im Gebrauch sind, sind definitiv nicht korrosiv. Die Schwarzen

[19] Siehe auch die „Esowatch“ (Quackwatch) website z.B. es mag sein, dass sie keine heute gebräuchliche Salbe getestet haben. Sonst würden sie lügen, (in der Hoffnung einige Leute von der alternativen Behand lung abzuhalten)

Salben, die ich in der Anwendung gesehen habe, und die wir heute verwenden, sind nicht, ich wiederhole NICHT, durch einen Korrosionsvorgang innerhalb des Gewebes, aktiv. Diese Schwarze Salbe ist nicht korrosiv. Dies ist keine Behauptung, sondern eine wissenschaftliche Aussage.

Es ist wahr, dass diese Schwarze Salbe ohne Gefahr auf gesundes Gewebe, sogar auf empfindliche Haut, und sogar bei längerer Anwendung (24 Std. bis zu 48 Std.), aufgetragen werden kann. Bei der Anwendung auf gesunder Haut, kann lediglich eine sehr geringe Rötung (Rubor) auftreten, sowie etwas Juckreiz.

Dies entsteht dadurch, dass die Salbe Blut und Lymphe in diese Region zieht und dann eine entzündliche Antwort hervorruft[20]. Dies ist die erwünschte Wirkung der Salbe insgesamt. Aber es verbrennt weder, noch korrodiert die Salbe irgendetwas. Wird die Salbe entfernt, verschwinden diese Reaktionen umgehend.

So, Ihr Kritiker da draußen, Ihr solltet mit Euren Tests lieber auf dem Laufenden bleiben, die Kommentare in den wissenschaftlichen und populären Magazinen ändern und die Ärzte damit in die Lage zu versetzen, einigen ihrer Patienten helfen zu können, wenn diese einen vertrauensvollen Rat und kenntnisreichen Beistand benötigen.

---

[20] Meistens durch die Freisetzung von Histamin hervorgerufen.

Wie wirkt die Schwarze Salbe wirklich?

Bis gründliche, wissenschaftliche Studien durchgeführt werden, bleiben wir darüber im Unklaren, wie der genaue Wirkmechanismus der Salbe aussieht. Deshalb sind diese wenigen Abschnitte einer Auffassung oder Hypothese entsprechend.

Es scheint so, dass die Salbe von der Haut absorbiert wird. Das heißt, sie hat die Fähigkeit durch dermale Schichten in die tieferen Hautschichten und in das Unterhautgewebe und möglicherweise sogar noch darunter absorbiert zu werden.

Es scheint als eine Art Katalysator (Reagenz) bei der Vermittlung einer Immunantwort zu wirken, einer Antwort, die alle Kennzeichen einer klassischen Entzündungsreaktion zeigt[21]. Kurz gesagt, Blut (ruft Rötung hervor) und seröse Flüssigkeit (Schwellung), die reich an Leukozyten (einschließlich weißen Blutkörperchen, T-Zellen und Makrophagen), Cytokinen und anderen Entzündungsmediatoren ist, die alle im Entzündungsbereich auftreten und den Level von verschiedenen Substanzen einschließlich des Tumornekrosefaktors (TNF) erhöhen.

Auf die Gefahr hin zu vereinfachen, ist es ausreichend zu sagen, dass diese Botenstoffe irgendwie den Abbau und die Zerstörung der Krebszellen im Körper hervorrufen.

---

[21] (z.B. Robbins und Cotran Pathologic Basis of Disease, 7th ed. 2004 Elsevier Saunder pub. Pb 47-86

Die genauen Mechanismen, die eine Immunantwort hervorrufen (tumor immunogenicity), sind bekannt.

- Förderung der Antitumor-Reaktion (durch Vermehrung der Anzahl der Effektorzellen, oder durch Produktion eines oder mehrerer löslicher Botenstoffe, wie etwa der Lymphokine);
- Durch Senkung der spezifischen Suppressor-Mechanismen;
- Förderung der Antikörpererkennung der Tumorzellantigene (kann es sich um das Komplementsystem und Enzyme, oder die Erzeugung einer T-Zellreaktion handeln);
- Stimulation der Zytokin Kaskade, welche die NK-Zellen (Natural Killer Anmerk. d.Übersetzers), Makrophagen und Neutrophilen, sowie der T und B-Zellantwort reguliert.

Noch einmal: Durch persönliche Beobachtung, sowie das Studium der Berichte von Heilpraktikern und Menschen die es allein bei sich, bei ihren Angehörigen (einschließlich der Haustiere) angewendet haben, und von Patienten scheint es sicher zu sein, dass die Salbe gesundes Gewebe nicht angreift, sondern nur neoplastische (Krebs) Zellen.

Wie passt nun die alternative pflanzenbasierte Salbe zu den oben erwähnten medizinischen Behandlungen?

Der Vergleich ist atemberaubend.

Naturheilkundliche Kliniken in einigen Ländern haben auf legale Weise (manchmal auch illegal[22], das muss gesagt werden), verschiedene Sorten der Schwarzen Salbe während des größten Teils

---

[22] Aber dann wird jeder wissen, dass das Gesetz durch Kriminelle auf recht erhalten wird.

eines Jahrhunderts benutzt, um verschiedene Krebsarten zu behandeln. Zeugen berichten, dass die Pflanzen zusammenwirken (synergistisch), mit Ergebnissen, die eine Pflanze allein nicht hätte bewirken können.

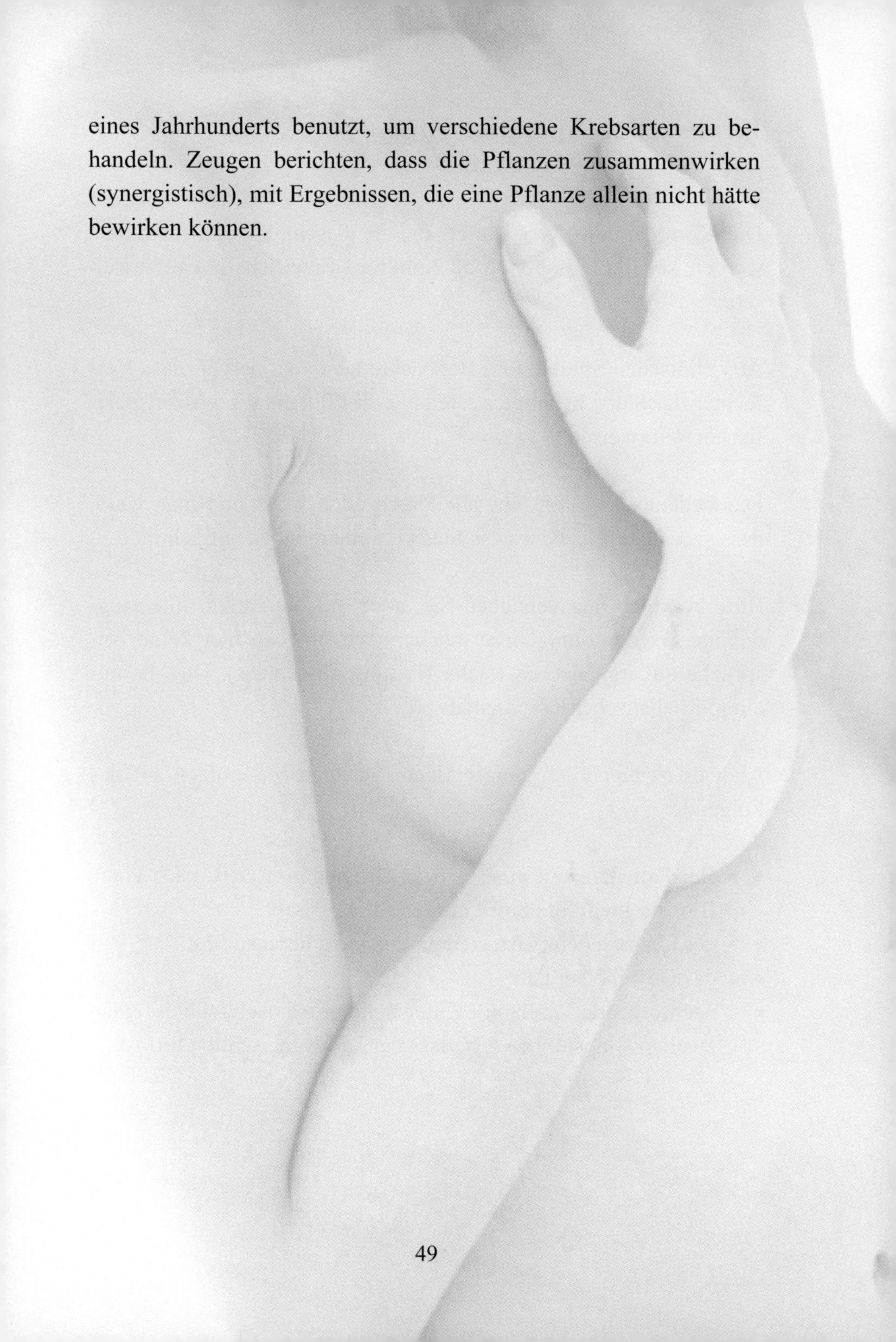

Krebszellen Spezifizierung

Die Kombination der Kräuter, die in diesem Rezept verwendet werden, scheint in hohem Maß Antikrebs-Eigenschaften aufzuweisen.

Aus klinischen Studien und Beobachtungen geht hervor, dass Verfechter der Salbe behaupten, sie hätte das Potential krebszellspezifischer Wirkweisen.

Das bedeutet, dass sie nur auf Krebszellen wirkt und man weiß, dass sie canzeröses oder gesundes Gewebe nicht beeinträchtigt.

Bitte beachten und verstehen Sie, auch auf die Gefahr hin, langweilige Wiederholungen zu machen, wir erheben hier keine Ansprüche auf irgendetwas (siehe Haftungsausschluss). Dies ist nur ein journalistischer Kommentar.

Aber es ist eigentlich ganz einfach. Schauen Sie einfach auf das Folgende:

- Bei Patienten mit einer ärztlichen Diagnose (z.B. nach einer Biopsie) wird die Salbe aufgetragen;
- der Krebs scheint abzusterben und wird herausgelöst;
- das Gewebe heilt ab;
- nachfolgende ärztliche Untersuchung (einschließlich einer zweiten Biopsie) beweist, dass der Krebs tatsächlich fort ist.

Ist dies so schwer zu verstehen? Müssen Sie ein Onkologe sein, um dies zu ergründen? Wir machen nur Beobachtungen über das Befinden der Patienten.

Das Skalpell der Natur

Also, Ihr Anwender der Schwarzen Salbe, Profis sowie auch Laien, vertraut darauf, dass, wenn die Salbe auf den Tumor aufgetragen ist, alle Krebsgeschwülste und jede Krebszelle, die mit der Läsion in Verbindung stehen, sowohl die oberflächlichen als auch die tiefer gelegenen, zerstört werden. Man glaubt, dieses Ergebnis könnte mit einem nachfolgenden pathologischen Test (Biopsie oder Scan) und weiter durch Beobachtungen über einen gewissen Zeitraum, in dem keine Läsion wieder auftritt, sichergestellt werden. Es ist also nicht vom Rätselraten oder Wunschdenken die Rede.

Beobachtungen des übriggebliebenen Gewebes, zeigen, wenn möglich, eine klare Abgrenzung des gesunden Gewebes, von dem aus weitere Heilung erfolgt. In dieser Hinsicht wird die Krebszell-Spezifität gezeigt. Nur Krebszellen werden zerstört, nicht die gesunden Zellen. Siehe da, das effektive Skalpell der Natur ist am Werk.

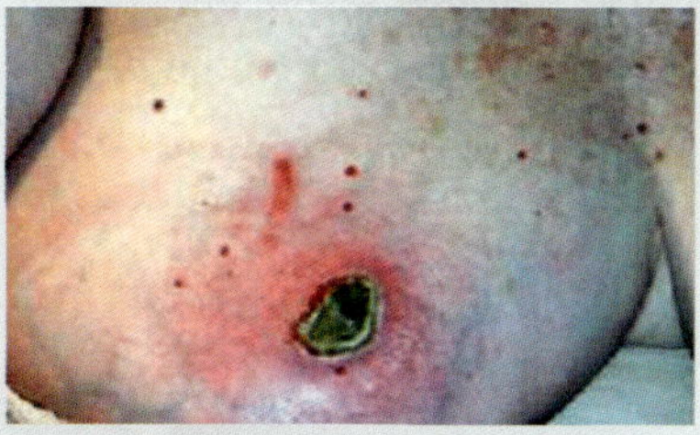

Foto 1) Kurz nach der Behandlung mit der Salbe.
Anm.: Die Entzündung im Einklang mit der lokalen akuten Reaktion.

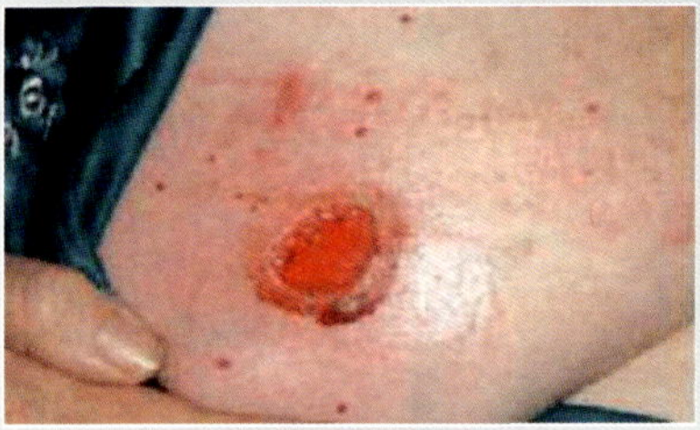

Foto 2) Ungefähr 10 Tage später. Beobachten sie die klare Abgrenzungslinie (5mm) tief.

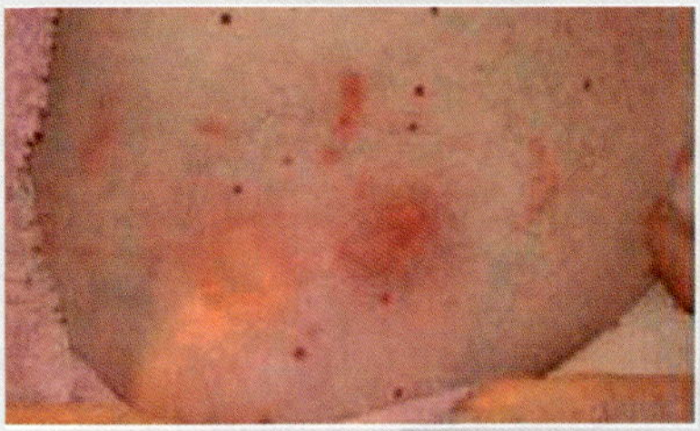

Foto 3) Auf dem Weg der Heilung (nach 3 Wochen)

Wenn der Tumor der Behandlung erliegt, wird die Nekrose zum Mittelpunkt der internen Müllbeseitigung. Mittels Blut und Lymphe, wird so gut wie alles in die äußere Umgebung ausgeschieden. Unsere Immunsystemzellen, einschließlich der T-Zellen, Makrophagen und anderer Lymphozyten, spülen das ganze tote Gewebe heraus, und entsprechend der Theorie, wird der Tumor möglicherweise aus dem Körper eliminiert.

Während dieses Prozesses kann man über Maßnahmen nachdenken, die den Körper bei seiner Entgiftung und Ausscheidung unterstützen. Durch Rohkosternährung, biologisches Obst und Gemüse, Rohkostsäfte und durch das Trinken von 3 Litern Wasser täglich und Übungen die das Lymphsystem anregen.

Wie lange dauert die Heilung?

Der Körper stößt die toten Körperzellen ab (als „Schorf" - als Zentrum und Eiter). Abhängig von der Größe der Läsion und der persönlichen Heilungsmöglichkeit des Patienten, mag es wenige Wochen bis zu einigen Monaten bis zur Heilung der Wunde dauern. In manchen Fällen mag es einen Fleck oder eine Narbe bilden; abhängig vom Ort des Geschehens, kann der Patient entscheiden, ob er eine plastische Korrektur benötigt.

Ruft die Salbe eine Narbenbildung hervor?

Nach der Behandlung, wenn der Heilungsprozess abgeschlossen ist, hat man häufig einen „Fleck", aber ist das eine Narbe?

Was ist eine Narbe? Normalerweise erscheint eine Narbe wenn normales, gesundes Gewebe irgendwie zerstört wird. Meistens nach einem Schnitt oder einer Verbrennung ist das, was übrig bleibt eine Narbe. Dies kann an der Hautoberfläche und sichtbar, oder tief (Brust) im Gewebe, vom Auge unsichtbar, sein.

Aber in diesem Fall, scheint die Salbe keinen Einfluss auf das gesunde Gewebe zu haben.

Die Theorie ist, wenn der Tumor in einem speziellen Gewebe wächst, verursacht er eine Zerreißung, eine Veränderung der normalen Gewebestruktur oder des Flusses innerhalb eines bestimmten Gewebes (in etwa so, als ob ein Fels den sanften Lauf eines Flusses unterbricht). Er zwingt das Brustgewebe zum Beispiel zur Trennung, sodass ein Spalt innerhalb des normalen Gewebes entsteht. Wenn er an Größe zunimmt, braucht er mit Sicherheit mehr und mehr Platz. Unter Umständen kann man dies auf der Oberfläche wahrnehmen.

Wenn man nun also den Tumor entfernt, entsteht ein Hohlraum. Abhängig von der Tumormasse bleiben zunächst eine Höhle und eine Vertiefung zurück.

Nachdem der Heilungsprozess abgeschlossen ist, sollten Form und Beschaffenheit wieder annähernd normal aussehen.

In der Regel wird ausdrücklich erwähnt, dass die Salbe keine Zerstörung des gesunden Gewebes hervorruft. Es werden weder das empfindliche Brustgewebe, noch Nerven oder Blutgefäße, außer denen, die den Tumor versorgen, abgebaut.

Eine neue Diagnostik?

Einige Menschen mögen vermuten, dass wir hier bei allen praktischen Anwendungen ohnehin schon eine neue Diagnosemöglichkeit haben und keine neue Behandlungsmöglichkeit.

Folgen Sie der logischen Überlegung. Mit dieser Theorie, die so seit Jahren besteht, wird verlangt, dass eine der Qualitäten der Salbe die ausschließliche Wirkung auf Krebszellen sein sollte, also krebszellspezifisch und nicht auf gesunde Zellen wirkend. Das ist die Theorie.

So, noch innerhalb dieser Theorie, wenn der Tumor kanzerös ist, wird die Salbe ihn zerstören. Ist es jedoch ein harmloser Tumor oder Knoten, so wird nichts passieren. Also eine neue Diagnostik.

Mit diesem Modell, kann die Salbe Ihnen mit Sicherheit nicht sagen, welche Art Tumor Sie haben. Sie sagt nur, ob Sie Krebs haben oder nicht. Und man wird alles gleichzeitig los, in einer Anwendung. Ziemlich cool nicht??

Aus diesem Grund wählen einige Patienten, sich nicht der Mühe einer ärztlichen Untersuchung oder Diagnose zu unterziehen, geschweige denn einer Biopsie, die das innewohnende Risiko birgt, die Krebszellen zu streuen.

Sie sagen, dass das Risiko durch die Möglichkeit der Ausstreuung der Krebszellen in das Blut und Lymphsystem sein Leben zu wagen, nur um zu wissen welche Art Krebs es ist, ist zu hoch. Dann, aber hallo, will ich einfach nicht wissen, welche Art Krebs es ist.

Ich will den Krebs nur auf dem sichersten Weg loswerden.

Es ist notwendig, dass wir uns hier klar ausdrücken. Wir wollen hier nicht die Vorgehensweise von irgendjemand verurteilen. Ich selbst habe einigen Patienten empfohlen, eine medizinische Diagnose vor und nach der Behandlung durchführen zu lassen, und sei es nur aus keinem anderen Grund als dem, die Wirksamkeit der Behandlung nachzuweisen. Machen Sie eine Untersuchung vor der Behandlung. Dann machen Sie eine nachdem alles geheilt ist. Aber nur, wenn Sie das Risiko als nicht zu groß erachten.

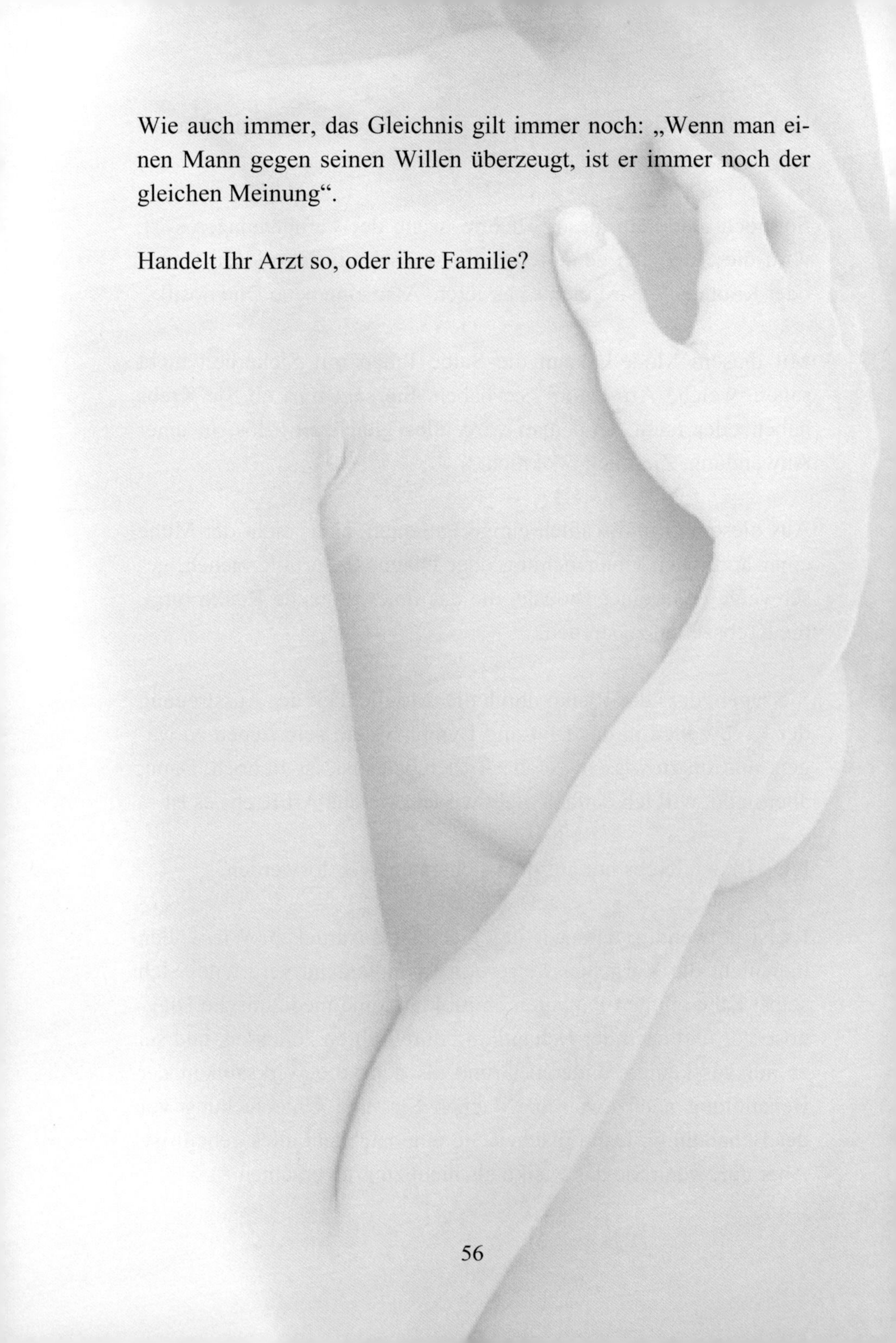

Wie auch immer, das Gleichnis gilt immer noch: „Wenn man einen Mann gegen seinen Willen überzeugt, ist er immer noch der gleichen Meinung".

Handelt Ihr Arzt so, oder ihre Familie?

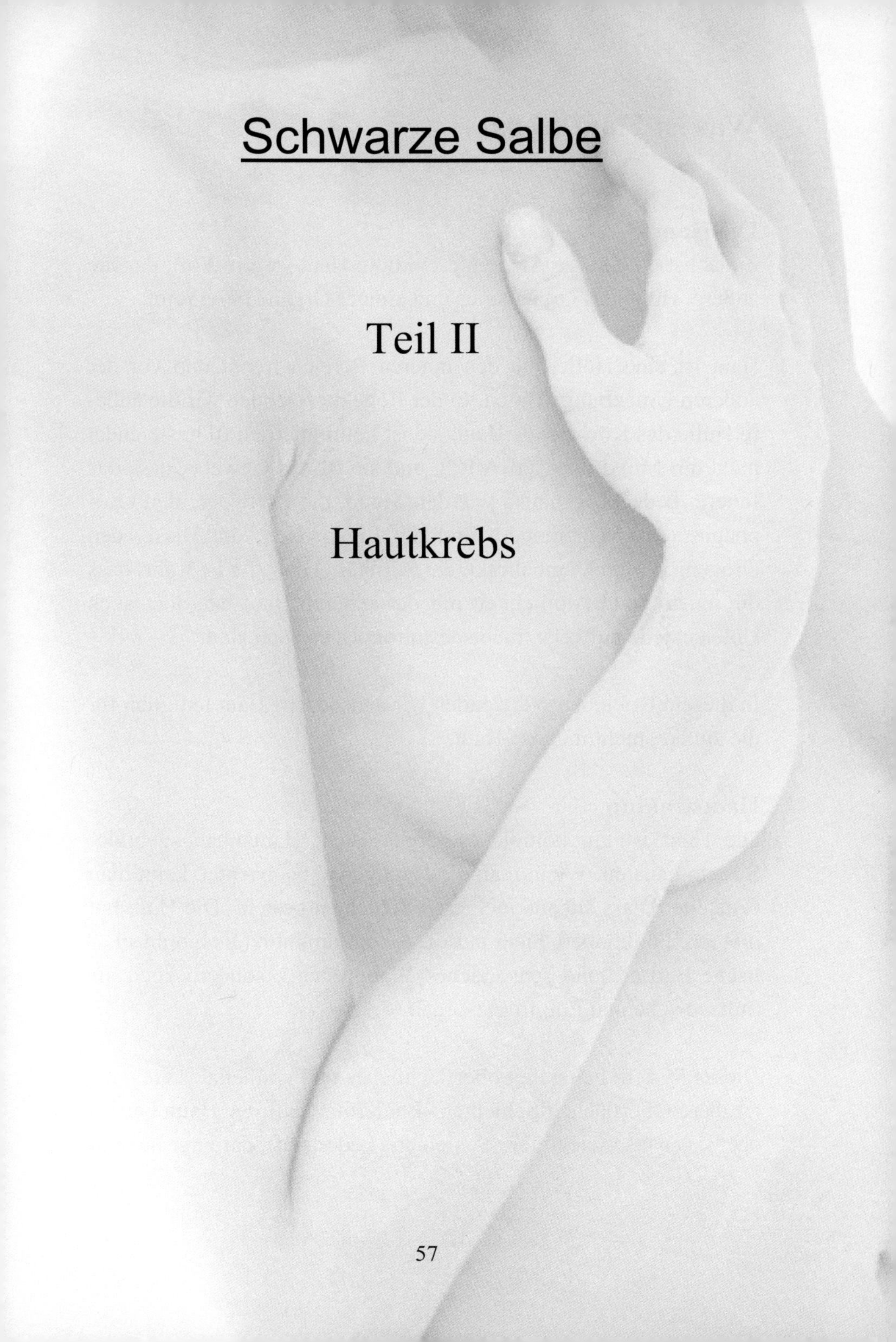

Schwarze Salbe

Teil II

Hautkrebs

Was ist Hautkrebs?

Die Haut

Zunächst eine kurze Anatomie-Lektion. Haut ist ein Wort, das die äußere Hülle des Organismus und einiger Organe beschreibt.

Haut ist eine Hülle, die den inneren Bereich trennt und vor der äußeren Umgebung schützt. In der Regel bezeichnen wir die äußere Hülle des Körpers als Haut, sie ist kontinuierlich (d.h. sie endet nicht am Mund oder am After), und sie ist das Gewebe, dass das Innere bedeckt, genauso wie den Mund, die Luftwege, den Ösophagus, das Mageninnere und die Eingeweide, die Blase, den Urogenital- und Vaginaltrakt, die Stirnhöhle usw. Es ist wahr, dass die innere Haut Ähnlichkeit mit der äußeren Haut hat, aber auch Unterschiede aufweist, nichtsdestotrotz ist es auch Haut.

In diesem Dokument verwenden wir den Begriff Haut lediglich für die äußere, nicht muköse Haut.

Hautstruktur

Die Haut ist ein komplexes Organ, auch Hautanhangsgebilde-System genannt. Wenn man die Haut genau beobachtet, kann man feststellen, dass sie aus mehreren Schichten besteht. Die Haut hat mehrere Funktionen, nicht nur die Schutzfunktion (als biophysikalische Barriere und sensorisches Warnsystem), sondern auch als Stützgewebe und Entgiftungsorgan.

Dieses System beinhaltet oberflächliches und epitheliales Gewebe (Äußere Oberflächen-Schichten: Epidermis „auf der Hautoberfläche“), genauso wie tiefere Schichten (Lederhaut), darunter liegend noch tieferes Gewebe, einschließlich der gelben Fettzellen und der Faszien.

Die Epidermis ist eine nicht durchblutete Schicht, die aus verschiedenen Unterschichten besteht, der obersten, dem Stratum corneum, dann dem Stratum lucidum, Stratum granulosum, spinosum und basale, welches Melanocyten beinhaltet. (Zellen, die bräunende Pigmente enthalten, Melanin, lateinisch schwarz oder dunkel).

Unter der obersten Schicht befindet sich die Dermis, die mit Arterien, Venen und lymphatischen Kapillargefäßen, Nerven und Empfindungsrezeptoren ausgestattet ist. Dermis-Schichten bestehen aus papillären und reticulären Schichten, die Haarfollikel enthalten, sowie feine Haarmuskeln (die das Haar aufrichten können) und Talgdrüsen für die Wasserimprägnierung und Schweißdrüsen zur Abfallbeseitigung/Entgiftung.

Bitte beachten Sie, dass etwas im Magen, im Darm, im Schlund in den Sinushöhlen, im Vaginal- und Urogenitaltrakt, sich nicht direkt innerhalb des Körpers befindet. Etwas, das in den Körper gelangen will, muss erst durch die Haut gelangen, um dann in den inneren Kreislauf zu kommen. Haut ist ein weiter Begriff um die Trennung der Innenseite von der Außenseite zu bezeichnen.

Nur die Haut der inneren Passagewege hat verschiedene Bezeichnungen, sowie unterschiedliche Eigenschaften im Vergleich zur äußeren Haut.

Unterhalb der Dermis befindet sich eine gelbe Fettschicht, normalerweise zwischen der Dermis und den Faszien. Dieses Fett isoliert und befeuchtet die Faszien während der Bewegungen unter der

Haut. Die Faszien sind kontinuierlich über den ganzen Körper verteilt, formen die äußere Gestalt und halten die Dinge zusammen.

Hautkrebs

Von Zeit zu Zeit kann es zu Läsionen auf der Haut kommen, oder genauer gesagt, auf dem Inneren der Haut und zwar verschieden bezüglich der Größe, der Form und der Farbe. Einige sind harmlos, auch gutartig genannt (wie Warzen, Muttermale, Hautanhängsel und eine Reihe weiterer Flecken und Knötchen).

Aber einige sind cancerös, (auch bösartig oder neoplastisch genannt), in dem Sinne, wie sie sich verhalten, oder das Potential sich zu verhalten innehaben, wie Krebszellen es tun.

Eines der wesentlichen Charakteristika der Krebszellen ist, dass sie nicht aufhören sich zu vermehren, bis sich eine sichtbare Läsion, einen Tumor, eine unkontrollierte Ansammlung und Vermehrung zeigt. Wenn dies in den Gewebeschichten passiert, haben wir einen raumförderenden Prozess, ein Wachstum, das im Allgemeinen als Hautkrebs bezeichnet wird.

Heute wissen wir, dass das Immunsystem ein ganzes Arsenal an hocheffektiven krebsabtötenden Substanzen beinhaltet, einschließlich der Leukozyten (weiße Blutkörperchen), wie NK (Natural Killer) Zellen, bestimmte Zytokine und Makrophagen, die TNF (tumor nekrosis factor) produzieren können, um einige wenige zu nennen. Viele Krebszellen werden von einigen aus diesem Immunsystem-Arsenal angegriffen und innerhalb eines Tages zerstört.

Weshalb werden dann einige Krebsarten (nicht nur Hautkrebs, sondern auch innere Krebserkrankungen), anscheinend angegriffen und vom Immunsystem zerstört und andere nicht?

Ist es so, dass einige Krebszellen die Entdeckung durch das Immunsystem umgehen können? Hat es damit zu tun, dass es einen Mangel bezüglich der Zellerkennung (antigenic recognition) gibt? Damit das Immunsystem angemessen auf eine Krebszelle reagieren kann, benötigt es zunächst die Information, dass die Zelle krebsartig ist. Die Sache mit der Krebszelle ist die, dass sie zunächst von außen, von ihren Absichten und Bedürfnissen her, wie eine normale Zelle aussieht, sich aber unnormal verhält. Manchmal wie das engelsgesichtige Kind, das sich wie ein Teufel aufführt.

Zum besseren Verständnis der verschiedenen chemischen Entzündungs-Mediatoren siehe auch „good Physiology“ Text Robbins and Cotran Pathologie Basis of Disease, 7th ed. 2004, Elsevier Saunder pub.

Es ist bekannt, dass Tumor-Antigene[23] Eigen-Proteine sind, das heißt, sie sind nur schwach immunogenisch. Unser Immunsystem toleriert Eigen-Proteine (sodass diese unser gesundes Gewebe nicht angreifen), und diese Tatsache erklärt anscheinend, warum Krebszellen einschließlich der Tumore der Erkennung durch das Immunsystem entgehen. Es ist also möglich, dass Krebs eine Immununterdrückung auslöst, möglicherweise durch Verwendung

---

[23] Mehr als 500 dieser Tumorantigene wurden bis heute identifiziert. Siehe Mary L. Disis MD art *Tumor immunology* auf der Webseite: www.meds.com/immunotherapy/tumor_immunology.html

von viralen Proteinen, oder durch Tumorsekrete, die das Immunsystem unterdrücken.

Es gibt drei Hauptgruppen von Hautkrebs, unabhängig von den Sonnenflecken (solar keratosis), die als Krebsvorstufe angesehen werden.

- Basalzellcarzinome (BCC`s)
- Plattenepithelcarzinome (SCC`s)
- Maligne Melanome

Es gibt weiterhin noch Unterarten von jeder dieser Art. Der Unterschied zwischen den verschiedenen Typen und Unterarten hat mit dem Ursprung der Läsion zu tun, wie tief sie ist, wie schnell sie wächst und mehr.

Die Diagnose oder Bestimmung zu genau welchem Typ von Krebs eine bestimmte Läsion gehört, hängt von einer mikroskopischen Analyse einer Gewebeprobe (histopathologischen) der Läsion ab. Die Probe die genommen wird, wird Biopsie genannt, und kann einen Teil oder die ganze Läsion beinhalten. Sicherlich können Fehler im Labor oder bei der Diagnose gemacht werden, aber es ist zurzeit das Beste was wir haben, alles andere ist eine Vermutung.

Ein Hautkrebs wird als Primärläsion bezeichnet. Wenn der Krebs dann reifer wird, weiß man, dass einzelne oder mehrere Zellen aus der Primärläsion herausbrechen und im Blut- oder Lymphsystem zirkulieren können. Das kann von alleine[24] oder durch ein Trauma,

---

[24] Wer weiß, warum dies passiert? Vielleicht ist es ein Versuch des Körpers, diese Zellen auszuscheiden um Leben zu erhalten?

wie z.B. eine Prellung, eine Biopsie oder einen chirurgischen Eingriff geschehen.

Wenn das passiert, ist die Gefahr, dass die abgelösten Zellen durch den Blut- oder Lymphstrom in Lymphknoten, Brustgewebe, Leber, Pankreas, Lungen, Gehirn oder andere Organe gelangen.[25]

Dies kann dazu führen, dass die Krebszellen beginnen neue Knoten zu bilden, die dann Sekundär-Tumore genannt werden. Sie werden als Metastasen bezeichnet. Wenn sie wachsen, können sie Organverschlüsse hervorrufen und dann zu Organversagen und zum Tod führen. Maligne Melanome sind eine Art von Krebs, die dafür bekannt sind, dass sie die Fähigkeit haben so einen Prozess sehr schnell auszulösen und dann einen Sekundär-Krebs in Gehirn, den Knochen oder der Leber innerhalb weniger Monate nach dem Auftauchen der ersten Läsion hervorzurufen.

Deshalb kann es wichtig sein, sich mit einem Verdacht auf Hautkrebs lieber früher, als später zu beschäftigen. Wir empfehlen, über einen professionellen Check-Up nachzudenken, um eine mögliche Bösartigkeit (bes. Malignome) frühzeitig zu entdecken.

Einmal jährlich scheint angemessen, für Menschen über 50, eventuell sogar zweimal.

Idealerweise kann Ihr Fachmann ein computergesteuertes Vergleichsprofil herstellen, das jede Veränderung aufzeigt. Am besten

---

[25] Man könnte ohne Erprobung vermuten, dass dies leichter in Dehydrierten oder mit Wasser unterversorgten Umgebungen (Blut/Lymphe) passiert.

ist es, wenn Sie selbst genau über ihre Haut, und die ihrer Familie Bescheid wissen. Achten sie auf Veränderungen, Veränderungen bedürfen der Aufmerksamkeit.

Jegliche Diagnose, auch wenn es nur eine Annahme ist, sollte in schriftlicher Form gemacht werden. Andernfalls, was ist es sonst wert? Es ist sehr sinnvoll die Diagnose in schriftlicher Form zu haben, besonders um später nach einer Behandlung den Nachweis über einen Erfolg zu haben. Die schriftliche Diagnose kann hilfreich sein, um die beste Behandlungsmöglichkeit zu finden.

Ursachen für Hautkrebs (Etiologie)

Was ruft Hautkrebs hervor? Meist machen die Menschen die Sonne, oder die verschiedenen Arten von ultravioletter Strahlung verantwortlich. Sicherlich, wie epidemiologische Studien gezeigt haben, gibt es eine ansteigende Rate durch die verringerte Stärke der Ozonschicht, die mehr ultraviolette Strahlung durchlässt, was nicht gut für die menschliche Haut ist. Genauso sind wiederholte Sonnenbrände dafür verantwortlich, dass einige Menschen verschiedene Arten von Hautkrebs bekommen, vielleicht sogar Melanome. Man sollte sich also vorsehen, besonders in den tropischen und subtropischen Klimazonen und sich vor der Sonnenstrahlung schützen. Mit anderen Worten: Sonnenbaden, aber nicht Sonnenbacken!

Ganz genau wissen wir es aber nicht. Der Sonnenschein ist ein wesentlicher Bestandteil des gesunden Lebens der Menschen und so hängen viele Aspekte mit der regelmäßigen Exposition davon ab, einschließlich der Gesundheit!

Manche vermuten, dass schwarze Haut besser vor Sonnenstrahlung schützt als weiße Haut. Aber das ist nicht so. Vergleichende Studien haben gezeigt, dass dunkelhäutige Menschen ein höhere Rate an malignen Melanomen haben, als kaukasische (hellhäutige) Amerikaner, ohne dabei mehr der Sonne ausgesetzt gewesen zu sein.

Bitte bedenken Sie, dass alle Theorien dieser Art auf Labormausversuchen beruhen, Tests, an diesen nachtaktiven Tieren, Tieren die nicht dafür geschaffen sind in der Sonne zu leben. Sie werden unnatürlich hohen Dosen von UV-Strahlung für eine unnatürlich lange Zeit ausgesetzt (entsprechend einer 18-stündigen äquatorialen Mittagssonne pro Tag). Diese Art von Versuchen bildet die Basis dieser Theorien. Diese sollten aber durch den gesunden Menschenverstand ausgeschlossen werden. Etwa wie: „Welche Überraschung, sie haben Hautkrebs?“. Menschliche Wesen sind Kreaturen der Sonne, und brauchen das natürliche Sonnenlicht. Mäuse brauchen das nicht!

Der warnende Schmerz eines Sonnenbrandes sollte ausreichen, um Sicherheit zu gewährleisten. Höre also auf deinen Körper! Ist nicht das, was Schmerz bedeutet ohnehin eine Warnung?

Die Haut ist ein seltsames Organ mit unvorhersehbaren Reaktionen. Sie ist das größte Entgiftungsorgan des Körpers, welches die Natur geschaffen hat, um über Schweißdrüsen Giftstoffe auszuleiten. Kraftvolle, längere Bewegung (Übungen) ist wesentlich für eine gute Gesundheit jedes der körperlichen Entgiftungssysteme. Wie auch immer, wenn Giftstoffe nicht vernünftig durch die Haut entgiftet werden, ist es möglich, dass diese Giftstoffe selbst die Hautgewebestruktur angreifen und dies dann zu Krebs führen kann.

Diagnose von Hautkrebs

Lassen Sie uns annehmen, Sie haben auf der Haut eine Stelle entdeckt, die plötzlich „aufgetaucht“ ist, oder die sich auf irgendeine Art und Weise in Größe, Farbe, Beschaffenheit der Oberfläche, der Konsistenz oder Form verändert hat. Möglicherweise gibt es eine Art Jucken oder Schuppigkeit, oder Entzündungszeichen in der Umgebung gesunder Haut. So etwas wie ein neuer Leberfleck, oder eine Stelle, die juckt. Zudem ist jede Art von Stelle die nässt, verdächtig.

Sie gehen zu einem Arzt, er gibt eine durchdachte Meinung ab (mit anderen Worten eine Vermutung), über das was es ist, oder dass es auch ein Hautkrebs sein könnte. Ist es ein BCC? Oder ein SCC? Oder eventuell ein Melanom? Oder ist es ein harmloser, alter Leberfleck oder ähnliches? Etwas worüber ich mir keine Sorgen machen muss.

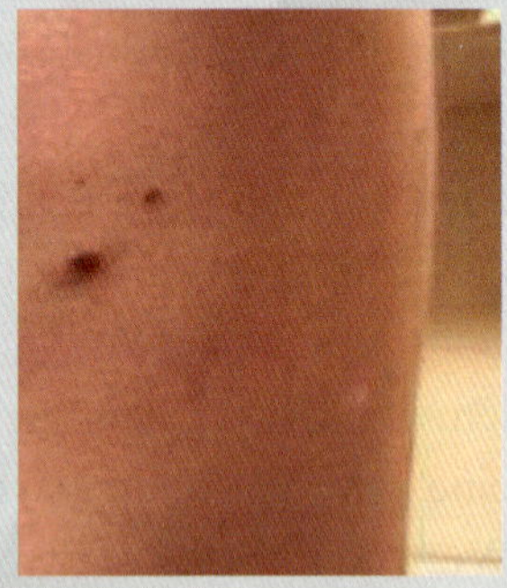

Foto 1.
Basaalzellcarcinoom an der Wade. Vor der Behandlung mit Schwarzen Salbe.

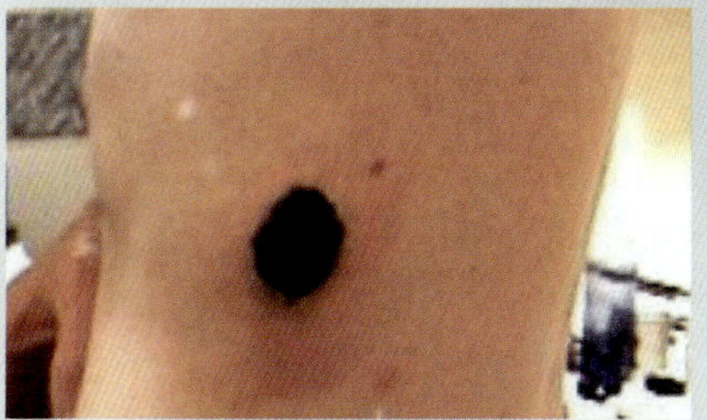

Foto 2.
Die Schwarze Salbe wird auf dem Tumor aufgebracht.

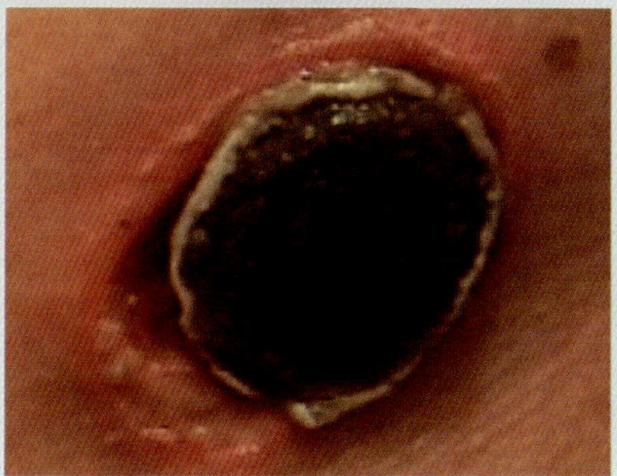

Foto 3.
Die Kruste (Tumor) löst sich nach 7 Tagen.

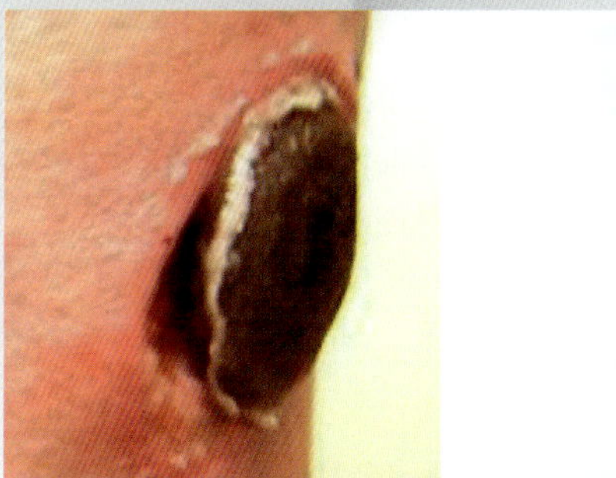

Foto 4.
Seitenansicht des Tumors

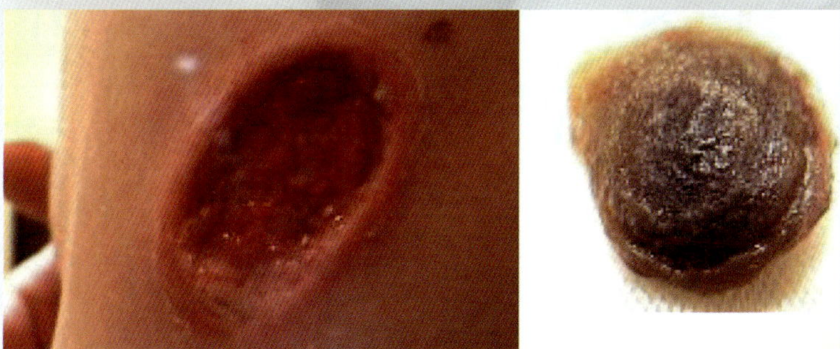

Foto 5. Nach 10 Tagen. Die Kruste (Schorf) ist herausgefallen.

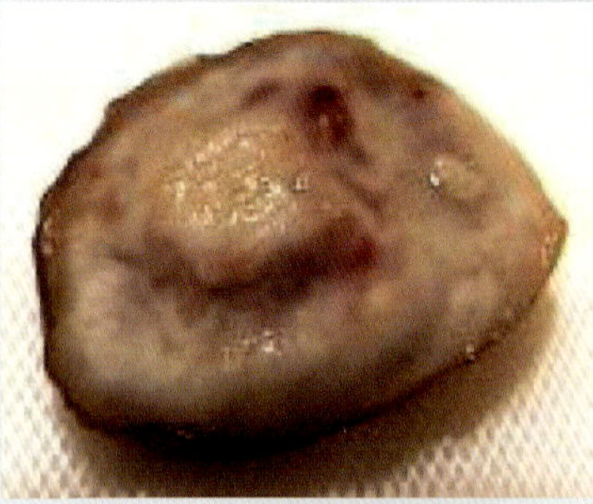

Foto 7.
Die Kruste von unten.

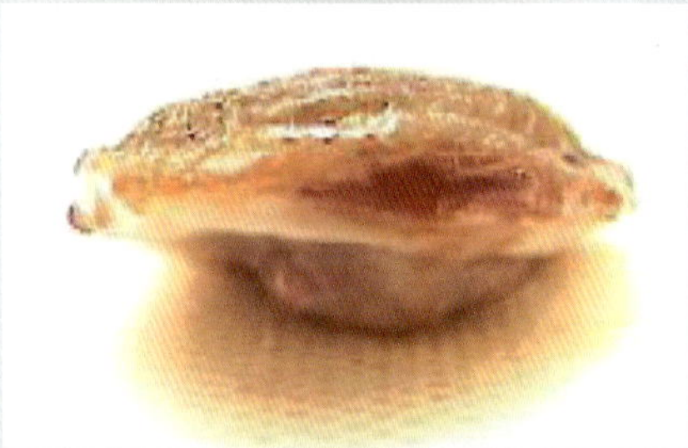

Foto 8.
Die Kruste von der Seite.

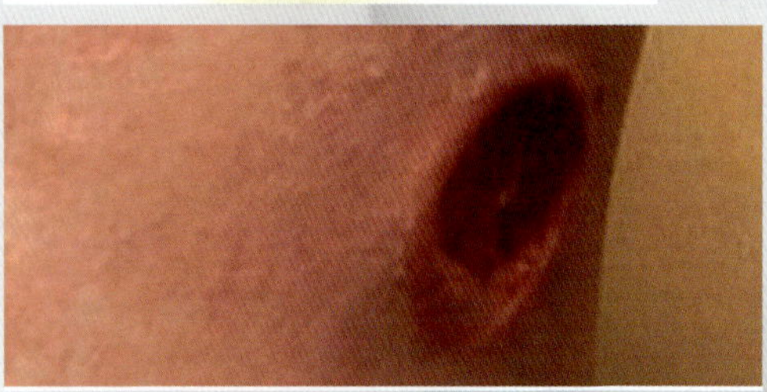

Foto 9.
Die Wunde heilt.
(Tag 15)

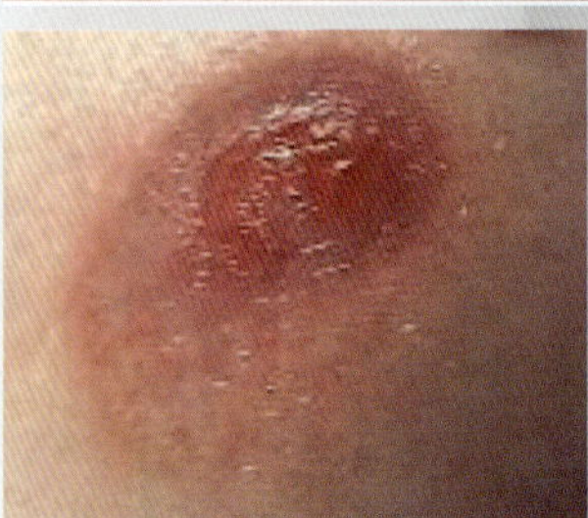

Foto 10. Die Wunde heilt weiter zu (Tag 20).

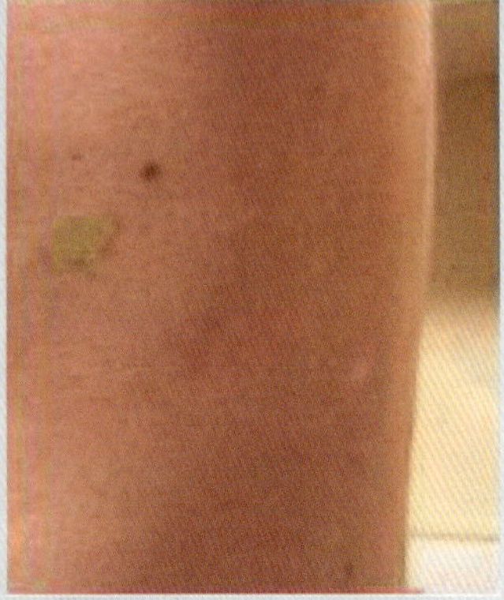

Foto 11. Die Wunde ist geheilt (Tag 30)

Ihr Arzt empfiehlt Ihnen möglicherweise einen Dermatologen, besonders dann, wenn er denkt, es könnte etwas „sehr Ernstes“, wie ein malignes Melanom o. Ä. sein.

Die Erfahrungen mit den örtlichen Hautspezialisten-Zentren, geben Anlass zu der Vermutung, dass selbst Fachleute, die die Haut dutzender Menschen täglich begutachten, oftmals ECC`s und BCC`s übersehen, und tatsächlich auch Melanome. Gott schütze sie, sie geben ihr Bestes. Und sie machen eine gute Arbeit, aber ihnen entgeht Etliches.

Klinische Erfahrung zeigt ebenso, dass sogar die Dermatologen nicht zu 100% sorgfältig mit der Diagnose durch Beobachtung sind. Sicher, sie haben Laser und bildgebende Apparate, die ihnen helfen, in die Haut zu sehen, aber es bleibt eine Vermutung, sicherlich eine gebildete Vermutung, aber es bleibt nur eine Vermutung.

Besonders das Wachstum von roten/weißen/blauen Pigmenten in einem normalen Gewebe, oder das Erscheinen von kaffeefleckfarbenen Pigmenten, können ein malignes Melanom bedeuten.

Anwendung der Schwarzen Salbe

Die Salbe kann für eine ganze Weile aufbewahrt werden. Sie bleibt Jahre im Kühlschrank haltbar. Sie muss feucht sein (aber nicht flüssig) bevor sie aufgetragen wird. Obwohl ein feuchter Anteil in der Salbe ist, kann sie durch die Lagerung etwas austrocknen. Ein oder ein paar Tropfen Wasser genügen, um sie wieder ausreichend mit Feuchtigkeit für eine Anwendung zu versorgen.

Wann soll man die Salbe auftragen?

Der beste Zeitpunkt ist morgens nach dem Duschen.

Wenn Sie sich entschieden haben zunächst eine Biopsie zu machen, dann ist eine dünne Nadel-Aspiration (FNAC) zu empfehlen und sicherlich nicht eine chirurgische Entfernung der Läsion an sich. Dies hinterlässt einen Stichkanal und die Anwender der Salbe glauben, dass ein solches Loch der zweitbeste Kanal für den Zugang der Salbe zu der Läsion ist. Sie sollten die Salbe so bald als möglich nach der Biopsie, innerhalb einer Stunde auftragen, bevor die Heilung einsetzt.

Vorbereitung

Versichern Sie sich, dass die Region der Brust gründlich gereinigt ist (von Körperöl, oder Talg), indem sie mit Franzbranntwein oder nur mit sauberem, warmem Wasser abgerieben wird.

Trocknen Sie den Bereich sorgfältig ab, denn nur so kann das Pflaster gut auf der Haut haften.

Wenn der Bereich behaart ist (z.B. männliche Brust), rasieren Sie die Zone, sodass das Pflaster sicher auf der Haut haften kann.

Wie oben schon erwähnt, glauben einige Anwender, dass eine Vorbereitung mit Nadelstichen sinnvoll ist; dies beinhaltet, dass man eine sterile Nadel verwendet und vorsichtig in die Haut sticht (ca. 2-3 mm tief), um der Salbe zu helfen in das Gewebe zu gelangen. Dem sollte eine Abreibung mit verdünntem H^2O^2 oder Franzbranntwein zur Desinfektion folgen.

Wie auch immer, dieser Vorgang mag unnötig sein, da die Salbe eine sehr gute transdermale Absorption zeigt.

Wie trägt man die Salbe auf?

Das Auftragen der Salbe auf der Brust setzt voraus, dass man weiß, wo der verdächtige Tumor sich befindet. Wenn der verdächtige Tumor oberflächlich ist, und somit gesehen oder leicht gefühlt werden kann, dann tragen Sie die Salbe direkt auf, oder so dicht wie irgend möglich.

Wenn der Tumor tief unter der Haut sitzt, dann müssen Sie die Salbe so dicht wie möglich auftragen. Wenn, im Gegensatz zu einer Läsion auf der Haut, der Tumor nicht durch die Haut kommt, ist es nicht möglich die Salbe direkt aufzutragen.

Es ist wahrscheinlich wichtiger zur gleichen Zeit eine Behandlung der ganzen Brust durchzuführen, um der Salbe jede Einwirkungsmöglichkeit zu geben.

In einigen klinischen Fällen wird der Behandelnde einen Bereich möglichst nah am Tumor vorbereiten und die Haut mit einer sterilen Nadel mit sanften Stichen punktieren (kann bluten) um den Weg für die aktiven Bestandteile der Salbe frei zu machen.

Wie viel soll man nehmen?

Behandelnde, private sowie professionelle meinen, wenn die Salbe zum Einsatz kommt, dass mehr besser ist. So ist es tatsächlich besser, zu viel zu nehmen, dabei aber möglichst nah am Ort des Krebses zu bleiben, als damit zu knausern.

Sie brauchen genügend Salbe um eine dünne Schicht aufzutragen (irgendetwas zwischen einem Abstrich und einem dünnen Placken). Tragen Sie sie, auf die Läsion selbst oder auf das Brustgewebe so dicht wie möglich an der Läsion, auf eine angemessene Fläche auf. Mehr verletzt nicht, aber es ist einfach unnötig.

Es macht auch nichts aus, wenn die Salbe während des Auftragens auseinander läuft.

Die Regel ist hier lieber zu viel, als zu wenig zu verwenden. Besser auf der Seite des Überflusses zu irren.

Wie trage ich die Salbe auf?

Am einfachsten ist es, die Salbe mit einem Spatel oder einfach mit dem Finger zu nehmen. Tragen Sie dann die gewünschte Menge der Salbe zunächst im Bereich der ausgesuchten Stelle der Brust auf, und bedecken Sie die Stelle mit einem großen, rechteckigen Pflaster (vorzugsweise ein elastisches, hypoallergenes).

Der Zweck des Pflasters ist ein doppelter, einmal um die Salbe am Ort zu fixieren und ebenso um eine Durchnässung z.B. von Regen o. Ä. zu vermeiden.

Ein großes, quadratisches Pflaster ist das Wirksamste; oder Sie verwenden mehrere Pflaster und überkreuzen diese. Wenn der Bereich groß ist, z.B. mehrere Zentimeter lang, dann sollten Sie darüber nachdenken wie Sie den Verbleib der Salbe über den Zeitraum sicherstellen können. Sie brauchen dann mehrere Pflaster oder eine andere Art von Verband, oder einen festsitzenden BH, der den Verband an Ort und Stelle hält.

Wie achte ich auf den Verband?

Es ist sehr wichtig, dass die Salbe so trocken wie möglich bleibt (vermeiden sie also duschen, unnötiges schwitzen, schwimmen oder Regen). Wenn die Salbe nass wird, kann es unnötige Irritationen geben, oder sie waschen dann die Salbe vorzeitig ab.

Wie lange muss ich die Salbe drauf lassen?

In der Regel lässt man die Salbe 24 Stunden auf der Haut und normalerweise braucht man nur eine Anwendung; allerdings gibt es Ausnahmen von diesen zwei Vorschriften.

Wenn Sie keine Veränderung erkennen können oder fühlen, dass keine Reaktion erfolgt ist, können Sie zur Beruhigung die Prozedur noch einmal wiederholen, für noch einmal einen Zeitraum von 24 Stunden.

Gelegentlich kann ein professioneller Anwender empfehlen, den Zeitraum um 24 Stunden zu verlängern, aber nie mehr als 48 Stunden insgesamt, dass ist nicht nötig.

Was passiert, wenn die Salbe vor Ablauf der 24 Stunden entfernt wird?

Idealerweise sollte sie 24 Stunden angewendet werden.

WARNUNG: Wenn eine Behandlung nicht ausreicht!!

Es gibt viele Fälle, in denen eine einzige Anwendung nicht ausreichend ist. Zum Beispiel bei squamösen (schuppenartigen) Zellkarzinomen (SCCs) und Melanomen (MM), bei denen Ärzte feststellen, dass mehr als eine sukzessive Anwendung erforderlich ist – zwischen 3 und 5 Anwendungen über eine Woche. Man wäscht sie nach 24 Stunden ab (siehe Foto) und trägt sie dann noch einmal für weitere 24 Stunden auf.

Wie stellt man fest, ob mehr als eine Anwendung erforderlich ist? Die Antwort ist nicht ganz einfach und wurde durch jahrelange klinische Erfahrungen ermittelt. Der beste Ratschlag ist, sich die Wunde nach der ersten Anwendung genau anzusehen. Hat die gesamte Wunde reagiert? Oder trat nur eine Teilreaktion auf? SCCs und MMs scheinen auf eine Multinodularität hinzuweisen, fast so als ob es ein ganzes Nest von kleinen Verletzungen geben würde. Und schauen Sie genau hin, wenn der Schorf herauskommt und eine Loch zurück bleibt. Erscheint weißes Gewebe um den Rand herum oder an der Basis der Wunde? Das könnte ein Anzeichen dafür sein, dass weitere Maßnahmen erforderlich sind.

Bösartige Hautflecken können nach nur einer Anwendung entweder keine offensichtliche Reaktion oder nur eine Teilreaktion aufweisen. Das kann daran liegen, dass die Wurzeln von Krebs befallen sind, jedoch möglicherweise nicht das Gewebe der sichtbaren Oberfläche. Bei Hautflecken gilt der Grundsatz: Je mehr, desto besser, und es wird zumindest eine zweite Anwendung empfohlen. Die Größe der vorhandenen Verletzung muss unbedingt berücksichtigt werden. Einige Verletzungen haben einen Durchmesser von 20 cm oder mehr, und sind manchmal mehr als 10 cm dick. Für das gewünschte Ergebnis sind möglicherweise mehrere Anwendungen über die gesamte Oberfläche notwendig. Dadurch ergibt sich allerdings das Problem des Blutverlustes, während der Tumor abstirbt. Dazu ist möglicherweise ein Arzt zu konsultieren.

In diesen und vielen anderen Fällen müssen sich der Laie und vielleicht sogar der Arzt auf das Fachwissen von Leuten verlassen, die sich mit solchen Sachen auskennen.

Allgemeine Reaktionen

Welche Reaktionen kann man während der Anwendung erwarten?

Wenn der Tumor das Brustgewebe durchbrochen hat, kann man sichtbare Veränderungen an der Läsion erkennen. Sie kann die Farbe, z.B. in Grau, gewechselt haben.

Oder, wenn der Tumor sehr tief sitzt, und mit dem bloßen Auge nicht erkennbar ist, kann man die Erfahrung machen, keine Symptome zu sehen. Nicht einmal ein leichtes Prickeln oder Jucken, das sonst meist bei der Anwendung der Salbe auftaucht und hauptsächlich abhängig von der leicht ätzenden Zinkchlorid-Basis (ZnCL2) ist.

Hat man keine Symptome, heißt das nicht unbedingt, dass nichts passiert; und hat man ein Prickeln, heißt das nicht, dass etwas passiert. Zuverlässige Beweise, dass der Tumor zerstört wird, basieren mehr auf Beobachtungen, die nach der Entfernung des Verbandes gemacht werden, und wenn die restliche Salbe nach 24 Stunden abgewaschen wurde, oder durch eine darauf folgende bildgebende Aufnahme.

Normalerweise werden bei einer Reaktion während die Salbe sich auf der Haut befindet plötzlich oder nach Stunden höchstens Symptome wie ein leichtes Jucken, Brennen, Stechen oder Kribbeln bemerkt. Nie wurde von etwas berichtet, das irgendwie schwächt, lediglich, dass geringfügig unangenehme Symptome, wie oben erwähnt, vorkommen können.

Wie auch immer, abhängig von dem Anwendungsgebiet, machen die Größe des Tumors, sowie sein Zustand zu Beginn, dass manchmal Schmerzsymptome sowie erhebliches Missempfinden auftreten können. In extremen Fällen kann es zu pochenden Schmerzen in der Brust, zu Kopfschmerzen oder auch zu Übelkeit kommen.

Gelegentlich mögen örtliche und angrenzende Schwellungen der Lymphknoten, sowie eine Rötung auftreten. Dies kann bereits vor Ablauf der 24 Stunden auftreten. Anwendungen der Salbe in der Nähe der Lymphknoten, z.B. wie sie in der Achselhöhle vorkommen, können Schwellungen in der Lymphregion hervorrufen, was nicht immer eine schlechte Sache ist, wenn Sie ernsthaft darüber nachdenken.

Wenn die Salbe auf eine herausragende Läsion aufgetragen wird, die schon offen ist, nässt, pustulös, oder punktiert worden ist (durch eine Biopsie oder Nadelstiche), mag es ein Missempfinden geben (stechende oder brennende Empfindungen).

Im Allgemeinen nimmt der Schmerz zu, wenn der Körper dafür sensibilisiert ist. Wenn Sie es für notwendig erachten, nutzen Sie einen beruhigenden Minzbalsam (fragen sie den Apotheker) oder auch einen Verschriebenen, wenn Sie glauben, dass Sie einen brauchen.

Nachdem die Salbe entfernt wurde, werden sich die Symptome voraussichtlich in den nächsten Tagen verringern.

Werde ich durch die Anwendung behindert?

Es ist möglich, dass das Maß des Missempfindens (z.B. wenn es mit Kopfschmerz einhergeht) den Wunsch nach einer Auszeit aufkommen lässt.

Dies mag nur für einen Tag auftreten, aber bei einigen Menschen kann es auch bis zu drei Tagen andauern. Dies kann eine lymphatische Beteiligung, oder eine spezifische Reaktion bei einem bestimmten Menschen auf die Behandlung sein. Es gibt große Unterschiede zwischen den Menschen, biochemisch und auf vielfältige andere Weise, wir sind einfach nicht alle gleich!

Jeder ist anders!

Eine faszinierende Eigenschaft des Homo Sapiens ist, dass es Mengen und Abermengen von biologischen Variationen, tatsächliche Unterschiede, zwischen den Individuen unserer Gattung gibt. Einige sind offensichtlich, beispielsweise die Größe, die Hautfarbe, die Gesichtszüge, die Iris und der Fingerabdruck; andere sind weniger auffällig, wie biochemische Unterschiede, oder genetische Variationen innerhalb der Art, was zuerst von Charles Darwin beobachtet und katalogisiert wurde.

Die Beobachtungen in diesem Dokument basieren auf einer begrenzten Anzahl von Personen, ungefähr einige Tausend, aber keine Million. So ist es zum Teil schwierig vorherzusagen, welche Art oder Stufe der Ergebnisse die einzelne Person haben wird. Dies sind allgemeine Beobachtungen, die lediglich aufzeigen, was man erwarten oder erreichen kann, im Bezug auf die klinischen Ergebnisse.

Deshalb ist auf die eine oder andere Art und Weise jeder Patient ein tapferer Pionier, und das umso mehr, weil eines Tages die komplette Geschichte erzählt werden kann. Bitte berichten Sie uns darüber! Wir wissen, es rettet Leben. Ist Ihres eines davon?

In dieser Situation, existieren auch Unterschiede in Bezug auf die Größe des vorhandenen Tumors, wie invasiv (tief) er ist und wie hoch die Anfälligkeit für Krebs ist. (Familiengeschichte etc.)

Die Salbe entfernen

Nach 24 Stunden wird der Verband entfernt und die Salbe vorsichtig mit H^2O^2 (hydrogen peroxid), verdünntem Franzbranntwein oder nur mit warmem Wasser abgewaschen und gereinigt bis keine Salbe mehr vorhanden ist.

Wenn der Bereich empfindlich ist, sollten sie einen Schwamm oder ein nasses Wattestäbchen verwenden.

Was werde ich sehen wenn die Salbe entfernt ist?

Klinische Beobachtungen haben ergeben dass, wenn vorher eine ärztliche Diagnose gezeigt hat, die Läsion/Tumor tatsächlich ein Krebs (neoplastisch) ist, sich innerhalb von 24 Stunden nach der Anwendung zeigt, dass die Salbe vermutlich eine immunologische Reaktion, auch akute Entzündung genannt (siehe auch „wie arbeitet die Salbe“), hervorgerufen hat.

Von dem Moment an, in dem die Salbe entfernt wird, kommt der körpereigene Reparaturprozess ins Spiel und die Heilung beginnt.

Erinnern Sie sich an die Theorie, dass nur neoplastisches Gewebe (Krebszellen) zerstört wird, gesundes Gewebe bleibt intakt. Weder ich persönlich, noch irgendjemand anderes, der den Prozess beobachtet hat, hat jemals irgendeine Zerstörung von gesundem Gewebe gesehen.

Es mögen eventuell mikroskopische Beeinträchtigungen, oder Schäden an den Tumorrändern entstehen, aber nicht sichtbar für das bloße Auge.

Wenn überhaupt, gibt es nur mikroskopische Beschädigungen, das ist in Ordnung, nicht wahr?

In gewisser Hinsicht, wird der genaue Umfang des Tumors *nur* durch einen Weichteilscan genau bestimmt werden können. Wie auch immer, auch mit der Vorkenntnis, werden Sie vom Ergebnis überrascht sein.

Gegenanzeigen

Gibt es Umstände, bei denen die Salbe bei Brustkrebs nicht angewendet werden darf?

Mir sind bis heute keine allergischen Reaktionen bekannt. Ich habe selbst einen Hautkrebspatienten in die Klinik gebracht, weil er nicht richtig verstand, was mit ihm passierte. Die Ärzte meinten, er hätte eine allergische Reaktion auf die Salbe. Aber sie gründeten ihre Meinung lediglich auf eine beiläufige Beobachtung, ohne eine vorherige Erfahrung mit der Salbe, einen Rückgriff auf entsprechende Literatur, irgendeine wissenschaftliche Nachprüfung gemacht zu haben, die eine entsprechende Differentialdiagnose innerhalb der Richtlinien zugelassen hätte, sofern die Ärzte über die Wirkungsweise informiert gewesen wären.

Sicherlich, es gibt einige Ähnlichkeiten bezüglich der Histaminausschüttung zwischen einer allergischen und einer entzündlichen Reaktion. Aber das ist einfach eine inkorrekte Diagnose. Wie schon vorher festgestellt, ist das was man beobachtet, eine akute, entzündliche Reaktion, so wie sie in jedem guten Physiologiebuch steht[26].

Mir sind keine absoluten Kontraindikationen bekannt. Ich würde es aber mit einer entsprechenden Stellungnahme begrüßen. Wie schon oben erwähnt, sind wir alle zusammen Pioniere.

Was ist, wenn der Tumor nach der Behandlung unverändert ist?

Noch einmal, durch klinische Beobachtungen (und ohne die Wohltat einer „wissenschaftlichen Prüfung“) scheint es, dass die Salbe krebszellspezifisch ist und eine immunologische Anti-Krebs-Reaktion hervorruft, mit dazu gehöriger zellulärer Nekrose, der Zerstörung des Tumors.

Wenn Sie eine ordnungsgemäße Krebs-Diagnose (nicht nur eine Meinung) haben und Sie scheinbar keine Reaktion (höchstens eine

---

[26] (siehe Robbins und Cotran Pathologie basis of Disease,7th ed.2004, Elsevier Saunder pub. Pp 47-86)

leichte Rötung in manchen Fällen) haben, dann ist wahrscheinlich folgendes der Fall:

- wahrscheinlich ist die Salbe nicht in Kontakt mit dem Tumor gekommen, oder
- die Salbe war nicht feucht genug.
- Es ist möglich, dass die Salbe nicht richtig hergestellt wurde.
- Es ist auch möglich, dass Sie einen (seltenen) genetischen Leukozyten-Defekt (weiße Blutkörperchen, die spezifischen Immunsystemzellen) haben oder er würde so bei ihnen diagnostiziert werden.
- Möglicherweise haben Sie einen erworbenen Immundefekt, wie er z.B. manchmal mit Leukämie oder Diabetes auftritt. Das heißt nicht, dass alle an Leukämie- oder Diabetes-Erkrankten eine Leukozyten Dysfunktion haben, aber eine Teilgruppe.
- Es kann auch etwas Unbekanntes dafür verantwortlich sein.

Es gibt noch andere Möglichkeiten:

Es mag kein offensichtliches Ansprechen des Tumors auftreten. Wie auch immer, es ist möglich, dass eine asymptomatische Aktivität tief im Innern vorhanden ist.

Ein Beispiel: Ich habe die Salbe gerade auf die Muttermale oder auf irgendetwas anderes aufgetragen, und nach der Entfernung der Salbe war keine sichtbare Veränderung zu erkennen, noch war sich der Patient einer solchen bewusst.

Nur zu meiner Überraschung und der des Patienten selbst, fiel das Muttermal innerhalb der folgenden Woche ab. So wurde anscheinend unter der Oberfläche und mehr an den Wurzeln des Muttermals weitergearbeitet, ohne jegliche Symptome.

Laut Aussagen von Frauen gibt es eine breite Palette von salbeninduzierten immunogenen Reaktionen, die von symptomlos bis zu dramatisch variieren.

Wenn anscheinend nicht passiert, können Sie die Salbe ein zweites oder auch drittes Mal auftragen, nur zur Beruhigung.

Wenn es keine sichtbare Reaktion gibt, kann eine andere Schlussfolgerung gezogen werden, nämlich, dass die positive Diagnose (wenn es eine gab) falsch war.

Wie oben schon erwähnt, ist manche Krankheitsdiagnose unzuverlässig und liefert alltäglich ein falsch positives oder falsch negatives Ergebnis, so dass es, auch wenn Sie es nicht erwarten, auch Ihnen passieren kann. Die einzige Möglichkeit sicherzugehen, ist bis heute einfach ein paar Wochen abzuwarten und dann eine Ultraschalluntersuchung, ein MRT oder sogar eine Biopsie zu machen. Schließlich ist das einzige Merkmal mit Sicherheit die Wahrheit zu erfahren, ob es fort ist oder nicht, wenn es nicht wieder kommt.

Das ist alles, was auch jeder versierte Onkologe Ihnen lediglich bieten kann.

Behandlung der entstandenen Wunde

(wenn es Eine gibt)

Sobald die Salbe auf einem verdächtigen Tumor angewendet und dann für 24 Stunden dort gelassen wurde (oder für einen anderen notwendigen Zeitraum), wird die Salbe entfernt und falls es eine entzündliche Reaktion gibt, hat die Heilung begonnen.

Es mag eine sichtbare Wunde oder keine sichtbare Wunde geben. Wenn der Tumor sich sehr dicht unter der Hautoberfläche der Brust befindet, kann dort eine Wunde sein und diese muss dann behandelt werden. Man muss auf eine einfache Wundheilung achten. Diese versucht die Bildung eines schorfartigen Gewebes über der Wunde, um diese vor externen Keimen zu schützen. Möglicherweise erfolgt auch eine Eiterbildung unterhalb der Haut.

Es ist nicht notwendig, die natürliche Schorfbildung zu unterbinden. Lediglich drum herum waschen, bzw. abduschen der Wunde mit anschließendem Abtupfen, (nicht reiben) mit einem Handtuch. Jegliche Abdeckung oder Verband muss aus Hygienegründen täglich gewechselt werden. Während des Heilungsverlaufes kommen Eiter und Gewebebrocken heraus, diese können durch Duschen oder mit einem sauberen Tuch abgewaschen werden.

Eventuell möchten Sie nachhelfen, oder die Wundheilung unterstützen, indem sie eine Heilsalbe[27] verwenden. Sie tragen die Salbe auf die betroffene Stelle und das umgebende Gewebe auf.

---

[27] Die von mir verwendete Salbe enthält verschiedene Kräuter und organische Vitamin E Creme, sowie Weiteres. Ich habe diese Salbe die letzten 15 Jahre hne Veränderung mit großem Erfolg verwendet.

Abhängig von der Größe bzw. der Tiefe der Stelle dauert es einige Tage bis zu Wochen, bis das tote Gewebe abgestoßen wird und abhängig von der Heilungsfähigkeit des Körpers, bis das gesunde Gewebe von innen nach außen wächst. Die Heilungsdauer variiert entsprechend der Größe der Läsion und der Art des Tumors etc. Nach Tagen, abhängig von der ursprünglichen Größe des Tumors, wird der Schorf rauer und ledriger, und auf dieser Stufe heilt das darunter liegende Gewebe besonders gut ab[28].

Wenn der Körper den Schorf abstößt, kommt gesunde rote Haut hervor und heilt meist bis zu dem Punkt ab, an dem fast nichts mehr daran erinnert, dass dort jemals etwas gewesen ist.

Einige Menschen beschleunigen den Prozess der Schorfablösung nach einer Weile durch leichtes Reiben mit einem Waschlappen unter der Dusche, oder sie kratzen es mit dem Fingernagel ab, was meistens nicht weh tut und völlig natürlich scheint. Darunter können sie gesundes, intaktes Gewebe erwarten.

---

[28] Siehe auch jedes klassische Physiologiebuch über Wundheilung z.B. Robbins op.cit.Ch3.

Tiefer gelegene Tumore

Wenn die Tumormasse an der Oberfläche nicht zu sehen war, und es eine immunogene Reaktion gegeben hat, werden die nekrotischen Gewebeteile über die Lymphbahnen abgebaut. Zur Unterstützung dieses Prozesses, sollte man täglich ca. 3 Liter Wasser trinken.

Eine interessante Beobachtung während der Gespräche mit den Frauen, die die Salbe angewendet hatten war, dass sie den Vorgang als „Ausradieren" des Krebses durch die Salbe beschrieben haben. Dies musste ausprobiert werden, um es schätzen zu können. Patienten mit Hautkrebs haben von dem gleichen Erlebnis berichtet.

Es wäre töricht, für einige Kritiker zu rufen „das macht es nicht", nur weil sie den Ablauf so nicht mögen. Aber wir fragen, wo zur Hölle ist derjenige, der die Erfahrung von so vielen leugnen will? Und nun lesen Sie die Proteste in einigen abwertenden, medizinischen Schriften. An Stelle von Abwertung, sollten sie aber besser zuhören. Sie würden etwas lernen.

Wie erfahre ich ob/wann alles fort ist?

Es ist nur Ärzten erlaubt Krebs zu diagnostizieren, und so können nur Ärzte beurteilen ob dort keiner ist!

Warten Sie deshalb bis alles abgeheilt ist, und dann „Gehen Sie und zeigen sie sich den (Priestern)....Ärzten (bezüglich dieser Angelegenheit!!“.

Besorgen Sie sich eine schriftliche, bestätigende Diagnose. Das mag ihren Seelenfrieden wieder herstellen. Dies und die Feststellung, dass Sie eine wenig befahrene Straße genommen, und ihr die Treue gehalten haben, sodass es sich für Sie ausgezahlt hat.

Wenn Sie derzeit mit dem Befund zur Behandlung gehen, ist es notwendig, dass Sie eine schriftliche Aufzeichnung der Diagnose zusammen mit einer Mammographie, Ultraschall- oder MRT-Aufnahme haben. Ihre eigenen Bilder sind hilfreiche Aufzeichnungen, lassen Sie einige Aufnahmen aus verschiedenen Winkeln machen.

Wirksamkeitsnachweis der Behandlung

Einige Wochen nach der Behandlung mit der Schwarzen Salbe, oder auch jeglicher Behandlung überhaupt, ist es wichtig dass Sie einen Wirksamkeitsnachweis der Behandlung erbringen (z.B.: Ist der Tumor fort? Wie fühlt der Patient sich? Gibt es Hinweise auf eine Heilung).

Alles, was Sie brauchen, ist ein weiteres MRT, eine Ultraschalluntersuchung oder eine Mammographie. Vermeiden sie eine Biopsie oder wählen sie eine Biopsie mit einer dünnen Nadel, falls es noch Zweifel gibt.

Wichtig ist, die Befunde in schriftlicher Form zu bekommen, wenn möglich mit einem Bild, sowie eine Bewertung des Radiologen, die normalerweise mit den Aufnahmen zusammen kommt.

Sie sollten nicht die erste Frau sein, die zu ihrem Arzt nach der Behandlung mit der Salbe zurückkommt und der dann gesagt wird: „Anscheinend war entweder die erste Diagnose nicht richtig, oder Sie hatten gar keinen Krebs“.

Nun haben Sie aber zum Schluss wenigstens einen Beleg von Beidem „vorher“ und „nachher“, nicht wahr?

Was passiert, wenn es wieder kommt?

Nun lassen sie uns erstmal warten, ob es wieder kommt! Zum Schluss scheint es zu sein, wie beim ersten Mal.

Es gibt viele Faktoren die möglicherweise eine Antwort auf diese Frage geben können. Wie auch immer, ohne eine wissenschaftliche Untersuchung, werden wir es nicht wissen. Es ist möglich, dass ein zweiter Tumor an der gleichen Stelle oder in der Nähe derselben auftaucht, und es ist möglich, dass es aus demselben Grund passiert.

Ebenso ist möglich, dass das Narbengewebe, das an der Stelle des ursprünglichen Tumors einige Krebszellen vor der Salbe geschützt hat, die dann das Wachstum eines neuen Tumors auslösen. Mit anderen Worten gesagt, Sie haben nicht alles wegbekommen beim ersten Mal.

Bis es wissenschaftlich geprüft ist, nicht wahr.

Sie brauchen die Behandlung lediglich wiederholen.

Spezielle Anwendungen

Anwendungen in der Nähe des Auges

Es muss hier gesagt werden, dass die Salbe einen leicht ätzenden PH-Wert (durch die Zinkoxid-Basis) hat, und dass sie DMSO enthält, das heißt, sie darf nicht direkt oder indirekt im Auge angewendet werden. Das bedeutet, dass besondere Vorsicht bei der Anwendung in der Nähe des Auges oder des Lides gewährleistet sein muss. Wenn die Salbe versehentlich in Kontakt mit dem Augapfel kommt, kann es zu brennenden/stechenden Schmerzen der Oberflächengewebe des Auges kommen und muss dann sofort mit gleichmäßiger Wassertemperatur ausgespült werden, bis das Brennen vorüber ist. Wenn Beschwerden weiterhin bestehen, muss umgehend eine Klinik aufgesucht werden.

Wenn eine verdächtige Stelle innerhalb der Augenhöhle auftritt, und die Salbe aufgetragen wird, dann kommt eine Schwellung der Orbitalregion für gewöhnlich nur bis zu einem bestimmten Grad vor, wenn die Stelle darauf reagiert.

Dies kann von einer nicht erkennbaren bis zu einer starken Schwellung, mit zeitweiligem Verschluss des Auges, reichen. Diese Unterschiede in der Reaktion sind bedingt durch die biochemischen Profile der einzelnen Menschen (dies kann variieren, genauso wie die physiologischen oder anatomischen Voraussetzungen der Menschen unterschiedlich sind).

Noch einmal, diese Schwellung steht in Verbindung mit der entzündlichen Reaktion, die in der Region ausgelöst wird, was nicht heißt, dass etwas schlecht daran ist. Die Schwellung zeigt die Reaktion der normalen Körperabwehr-Mechanismen und entsteht, wenn oder wo die Salbe eine positive Antwort des Gewebes hervorruft, z.B. am Rücken oder an der Brust. Es ist so, dass an der Augenhöhle mehr Kapazität für Schwellungen vorhanden ist. Dies kann einige Tage andauern und kann etwas Missempfindung oder Belästigung, abhängig von der physischen Schwellung selbst, hervorrufen. Haben Sie schon einmal ein blaues Auge gehabt? Es kann sich so ähnlich anfühlen.

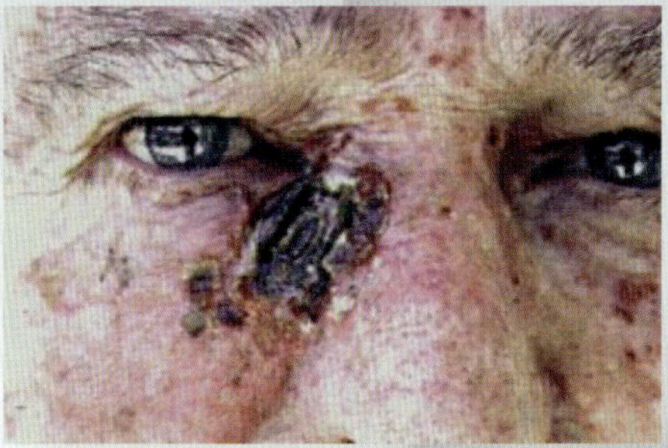

Tag 1 Anwendung der Salbe

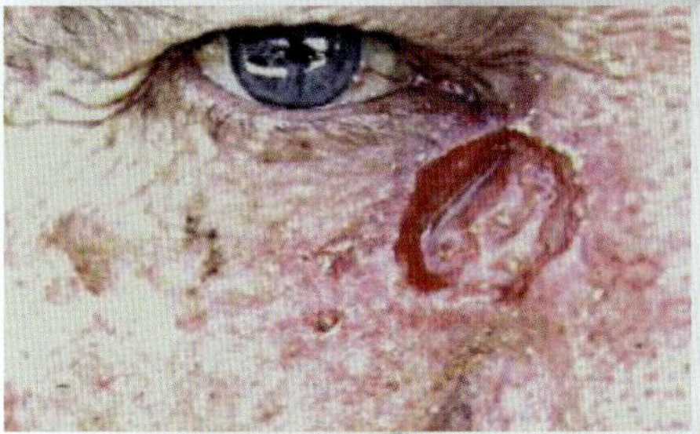

Tag 7 „Der Schorf“ kommt heraus und hinterlässt ein Loch.
Beachten Sie die gesunden, gut definierten Wundränder.

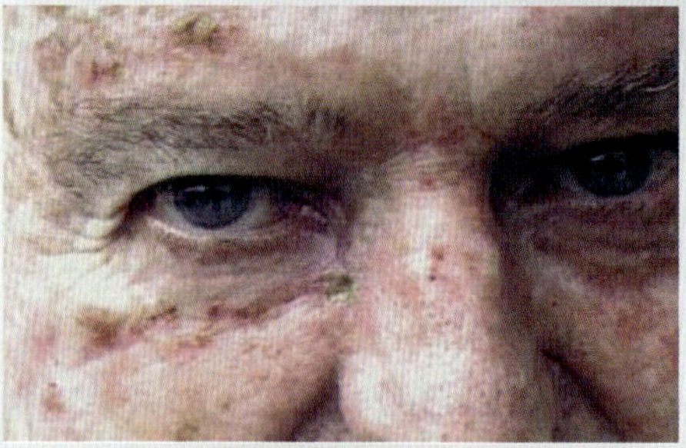

Tag 21 Granulose (Auffüllen des Lochs)

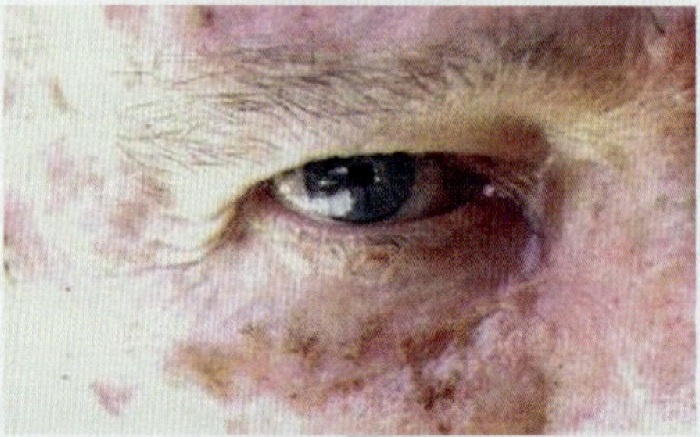

Tag 30 Vollständige Heilung (Anmerk. von Adrian: Keine Verletzung der Gesichtsnerven. Kein Übergreifen in die Orbitalhöhle. Keine Verletzung der empfindlichen Augenmuskeln)

Anwendungen in der Nähe des Mundes

Die Salbe kann sicher in der Nähe auf verdächtige Stellen in der Nähe des Mundes oder sogar der Lippen aufgetragen werden. Unter Umständen braucht man eine Differentialdiagnose, um einen Herpes, eine Neoplasie oder anderes auszuschließen.

Eine Schwierigkeit bei der Anwendung in der Nähe oder auf den Lippen besteht darin, dass man ein Pflaster zur Sicherheit nicht so leicht anbringen kann, das ist alles.

Die Salbe enthält keine Bestandteile, die in der kleinen Menge innere Probleme hervorrufen können, außer Zinkchlorid. Wir hatten Patienten die die Salbe gegessen haben, aber verschlucken ist nicht zu empfehlen, das Zinkchlorid kann Beschwerden im Magen hervorrufen. Produkte für die innere Anwendung stehen zur Verfügung, diese enthalten kein Zinkchlorid.

Es können Anwendungen innerhalb des Mundes gemacht werden, aber nur unter professioneller Aufsicht. Theoretisch kann die Salbe auf jede verdächtige Stelle aufgetragen werden, egal ob inner- oder außerhalb des Körpers. Die Schwierigkeit bei inneren Anwendungen ist, dass man mit der Salbe an die diagnostizierte Stelle nicht drankommt.

Die andere Sache ist die, da die Salbe ätzend ist, können Anwendungen an der Schleimhaut des Mundes, des Zahnfleisches, an der Wange, der Zunge und des Rachens sehr unangenehm sein und eine bestimmte Art von brennendem/stechendem Schmerz hervorrufen und eine individuelle Entscheidung über die Fortführung erfordern.

Anwendungen an der Nase, den Ohren (Knorpelbereiche) und anderen empfindlichen Regionen

Ich habe einige Patienten gehabt, die große Löcher in ihrer Nase, ihren Ohren, im allgemeinen im Gesicht oder an anderen weniger empfindlichen Stellen bekommen haben. Wenn es keine Aufklärung vorher darüber gibt, über die mögliche Größe, kann die erste Wahrnehmung erschreckend sein.

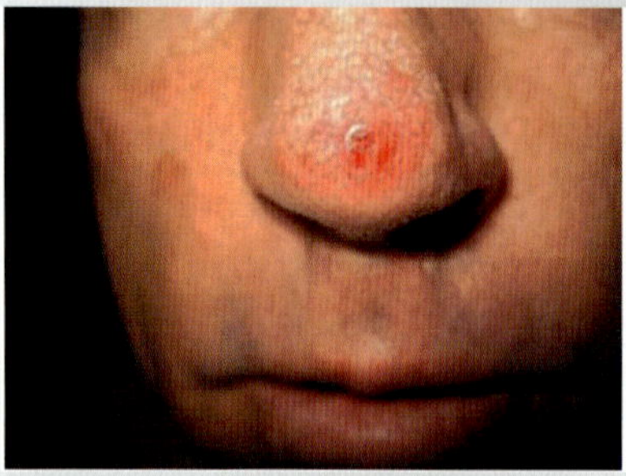

BCC vor der Behandlung

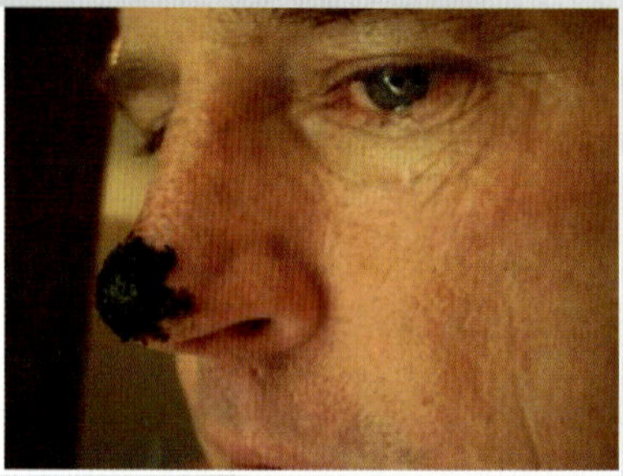

Mit Schwarzer Salbe bedeckt

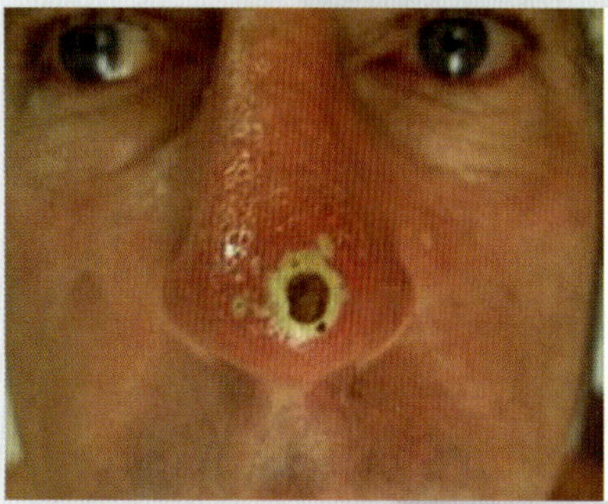

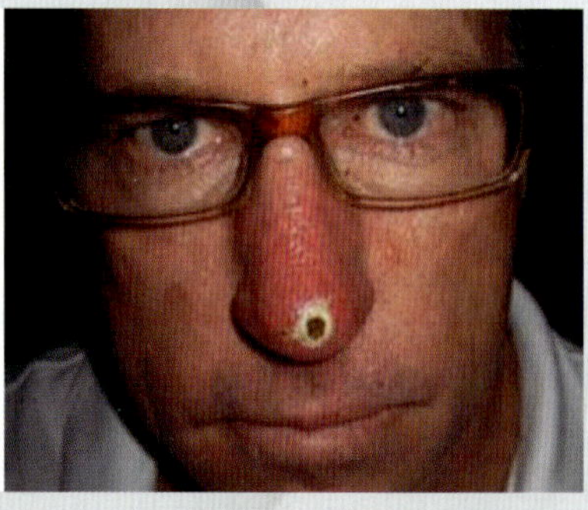

24 Stunden später, die Salbe wurde entfernt. Beachten sie die Entzündung der Nase

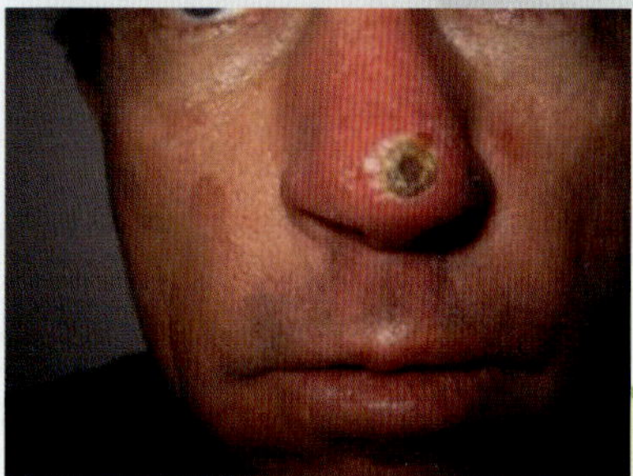

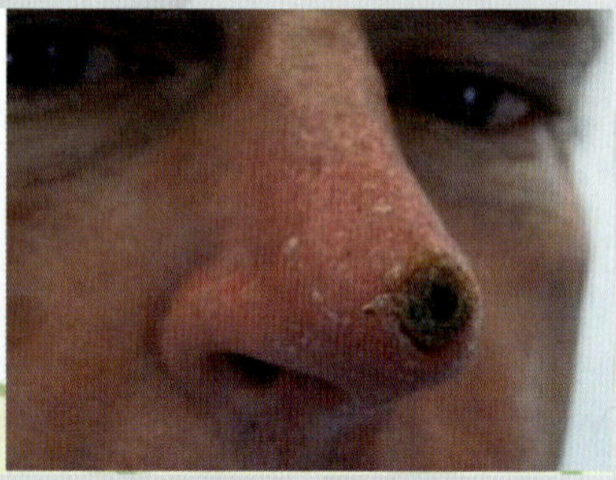

4 Tage später, der Schorf bildet sich. Der Schorf ist kurz vor dem Herausfallen.

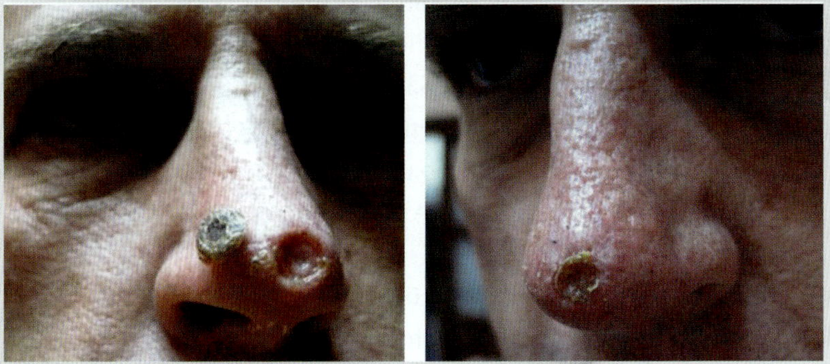

Der Schorf ist ab, beachten Sie die Abgrenzung der Wundränder.
Nach 8 Tagen

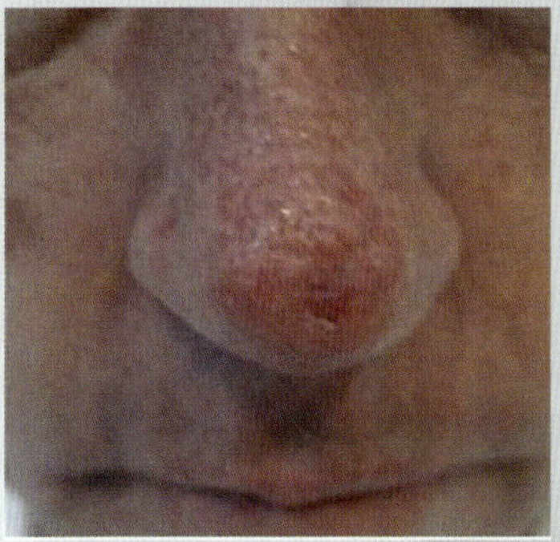

Nach 27 Tagen ist alles abgeheilt.

Der Körper jedoch weiß, wie er sich am effektivsten heilt und wird das Beste tun, was möglich ist. Kleinere Läsionen brauchen eine kürzere Zeit, um zu heilen als größere, sodass der Heilungsprozess zwischen wenigen Tagen und einigen Wochen dauert.

Ich sage, „so gut wie möglich“, weil aber manchmal die Stelle so groß ist, dass es nicht gut heilen kann. So ist es möglich, dass also ein Loch im Ohr, eine kleine Vertiefung in der Haut, oder eine Narbe zurückbleiben.

Wenn Sie die Salbe auf einen Tumor auftragen, z.B. auf die Zunge, dem Ösophagus, oder tatsächlich dem Magen, dem Darm, der Blase etc., ist es notwendig, die Salbe in injizierbarer Form aufzutragen, was einem professionellen Anwender vorbehalten bleibt. Hoffentlich kommt dieser Tag bald. Wie schon erwähnt, ist ein spezielles Produkt für die innere Anwendung erforderlich.

In den meisten Fällen heilt der Körper sich selbst auf eine zufrieden stellende Art und Weise, höchstens mit einer kleinen Erscheinung als Zeichen eines ernsthaften Problems.

Ich habe Patienten gehabt, die einen Blick auf das entstandene Loch geworfen haben, und sich entschieden haben nicht den natürlichen Heilungsprozess abzuwarten, sondern eine kosmetische Operation durchführen zu lassen. Mit anderen Worten, die Behandlung wurde unterbrochen in der Annahme, dass eine kleine kosmetische Chirurgie wünschenswert wäre, obwohl sie nicht notwendig ist.

Anwendungen am Kopf

Einige Bereiche am Kopf sind empfindlicher als andere Körperteile. Wie wir schon erwähnt haben, z. B. rund um die Augen Nase oder Mund. Wenn die Salbe auf die Kopfhaut aufgetragen (über dem Kronenchakra) wird, kann das abhängig von der Größe der Läsion, etwas mehr Unbehagen hervorrufen. Man kann Kopfschmerzen bekommen und die Lympfdrüsen können schmerzhaft werden.

Manchmal kann man gripeartige Symptomen bekommen die aber nach ein paar Tagen wieder abklingen. Das Gleiche trifft auch für den Bereich der Schläfen zu.

Kann man mehrere Stellen gleichzeitig behandeln?

Es gibt keine technischen Gründe, warum man es nicht tun kann. Ich habe bei mir selbst 12 Stellen gleichzeitig behandelt, ohne irgendeinen Krankheitseffekt, noch einen solchen in klinischen Fällen gesehen. Auf einem Unterarm, der Brust oder dem Rücken, die die normalen Bereiche für das Auftreten der meisten Läsionen (krebsartige und harmlose) sind, oder an unterschiedlichen Stellen, mal 3 hier und 2 da usw.

Wenn Sie ein Anfänger im Gebrauch sind, ist es empfehlenswert, erst mit ein oder zwei Stellen zu beginnen, bis man mit dem Prozess vom Anfang bis zum Ende vertraut ist.

Eine große Überraschung

Wer mag schon Überraschungen? Es kommt darauf an, welche Art von Überraschung, nicht wahr?

Hautkrebs benötigt Raum. Wenn die Stelle klein ist, benötigt sie entsprechend wenig Platz. Wenn die Stelle groß ist, braucht sie mehr Raum.

Wenn eine große Läsion zerstört wird, ist der Raum den sie hinterlässt plötzlich leer und hinterlässt eine Höhle oder ein Loch im Gewebe. Das ist keine Überraschung.

Eine Überraschung kann dann vorkommen, wenn manchmal eine größere Reaktion als erwartet, passiert. Dies geschieht dann, wenn die bloße klinische Beobachtung und Abtastung (Gefühl) der Stelle einen den tatsächlichen Umfang nicht erkennen lässt.

Hautkrebs könnte wie ein Eisberg sein, ein bisschen ist von oben zu sehen, aber das meiste ist unter der Oberfläche verborgen.

Ich selbst habe Behandlungen beobachtet, die augenscheinlich nur eine oberflächliche Läsion waren, aber wenn nach ca. einer Woche der Schorf herausfiel, dann offenbarte sich erst die wahre Tiefe. Dieses Loch kann bis in die tiefsten Hautschichten und sogar bis in das Bindegewebe reichen.

Nicht nur die Tiefe kann eine Überraschung sein, sondern auch die seitliche Ausdehnung kann manchmal unerwartet sein.

Die Vorbereitung auf die Überraschung

Wenn Sie den Verdacht haben, dass die Stelle auf der Nase, der Brust, dem Ohr oder dem Nacken sehr tief ist, oder sogar die ganze Haut durchdringt, sodass bei der Entfernung ein großes Loch entsteht, möchten Sie vielleicht lieber einen Hautarzt oder einen plastischen Chirurgen konsultieren, bevor Sie eine Behandlung beginnen. Sie können dann die Möglichkeiten einer Nachbehandlung erläutern.

Auf diese Weise haben Sie, wenn Sie eine unschöne Überraschung beim Herauskommen des Schorfes erfahren, die Möglichkeit eines chirurgischen Eingriffs. Ist jetzt alles gut?

Was ist, wenn ein „großes Loch“ zurückbleibt?

Ich habe Hautkrebs gesehen, der von der einen Seite auf die andere Seite der Wange hindurchgegangen ist und als der Schorf heraus gefallen war, gab es ein Loch. Ähnliches passiert an der Nase oder den Ohren. Eine tatsächlich beängstigende Angelegenheit!

Kritiker und Gegner dieser Behandlung möchten Ihnen Angst machen mit graphischen Darstellungen wo dies passiert ist und sie sagen dann: „Sehen Sie, ein Loch wurde in die Wange gebrannt“ etc. Nein, es gibt hier keine Verbrennung, das Loch zeigt nur, wo der Krebs war. Er hat Raum erobert, und nun lässt er ein Loch zurück. Raum ist dort, wo der Krebs fehlt. Aber wenn sie es haben, was ist dann zu tun?

Ein kleines Loch heilt normalerweise mittels Granulierung und braucht nicht genäht zu werden. Wenn sie irgendwie unsicher sind, fragen Sie einen Profi.

Wenn Sie bei einem Hautarzt gewesen sind und er die Läsion komplett entfernt hat, dann haben sie auch hier ein Loch nach der Behandlung, nicht wahr. Fairer Kommentar?

Was machen Sie dann? Der Arzt wird Ihnen sofort eine Rekonstruktion anbieten und/oder eine plastische Chirurgie, oder eine

Hauttransplantation, was auch immer nötig ist, nicht wahr? Er wird Sie nicht auf eine zweite Eingebung warten lassen und das zu Recht.

Nun gut, es gibt die Möglichkeiten der Salbennachbehandlung ebenso.

Hier ist sie. Was möchten Sie haben, einen Hautkrebs, der so groß ist, dass er unbehandelt Metastasen in lebenswichtige Organe ausstreut?

Oder möchten sie das Ding loswerden?

Erinnern sie sich, dass nur krebsartiges Gewebe (Krebszellen) zerstört wird, gesundes Gewebe bleibt intakt. Immer. Ich habe niemals gesehen, dass gesundes Gewebe auf irgendeine Art beschädigt wurde, noch dass ein anderer so etwas beobachtet hätte. Es mag mikroskopisch kleine Schäden geben, aber nicht sichtbar für das menschliche Auge, das ist o. k., nicht wahr?

In gewisser Hinsicht kann der genaue Umfang einer Läsion nur durch einen Weichteilscan (oder weniger sinnvoll mit einer Kernbiopsie) und in Fällen bei denen die Nase betroffen ist, empfehlen wir z.B. einen Scan oder eine Biopsie um den Umfang der Stelle zu bestimmen, falls Sie sich darüber Sorgen machen.

Wie auch immer, trotz der Vorabinformation könnten Sie über das Ergebnis überrascht sein.

Andernfalls werden Sie nur wissen wie groß oder klein der Krebs ist und das daraus resultierende Loch, sobald die Behandlung in vollem Gange ist.

Raten Sie, ob das nicht das Gleiche ist, was der Chirurg macht? Sogar die Moh'sche Mikrochirurgie macht nichts anderes, so fachmännisch sie auch sein mag. Auch sie macht nur ein großes Loch in ihrem Körper, aber ihr Loch mag nicht groß genug sein, oder es wird etwas übersehen, oder man nimmt gesundes Gewebe unnötig heraus. Gott schütze Sie.

Allein die Vorstellung einer Überraschung kann schon beunruhigen! Ich weiß, aber dann möchten Sie mit Sicherheit alles los sein, nicht wahr?

Ja, aber….!!!

Ich weiß. Und trotz ordnungsgemäßer Unterrichtung habe ich eine Patientin gehabt, die durch die Überraschung mit Furcht reagiert hat und zu ihrem Arzt gelaufen ist, um genäht zu werden. Es war nur eine Überreaktion, denn es war nicht tiefer als die Haut gegangen. Ich verstehe, dies ist keine Verurteilung von meiner Seite. Aber es war unnötig, und wäre sie ruhig geblieben, wie sie es sein sollte, wäre die Operation überhaupt nicht notwendig gewesen! Gott schütze auch sie! Sie sollte wissen, auch ich habe seitdem einen langen Weg hinter mich gebracht.

Vertrauen Sie dem Heilungsprozess.

Wie auch immer, ich bin in der Lage Ihre Hand zu halten, und mit Ihnen jede Phase des Heilungsprozesses zu durchlaufen.

Nachbehandlung der Wunde

Die beste Nachsorge ist, die Wunde sauber und hygienisch vor pathogenen Mikroorganismen geschützt zu halten.

Seit einigen Jahren kann man über das Internet MMS bekommen. MMS ist ein Wasserreiniger auf Basis von Natriumchlorit. Seit Jim Humble angefangen hat MMS für das Heilen von Malaria, Aids, HIV, Krebs, Hepatitis C und viele andere unheilbare Krankheiten zu verwenden, sind die Behörden aufmerksam geworden und versuchen MMS in Verruf zu bringen.

MMS, oder besser, die wirksame Substanz, das Chlordioxid, wird schon viele Jahrzehnte verwendet, um Krankenhäuser, Operationstische, Fisch, Fleisch, Gemüse und Trinkwasser zu reinigen.

Jim Humble sagt, dass es für eine Wundheilung nichts Besseres gibt, als mit einer Sprühflasche MMS auf die Wunde zu sprühen.

Gehen sie wie folgt vor: Füllen Sie eine Flasche von 100 ml mit Wasser und geben sie 30 Tropfen aktiviertes MMS dazu. Sprühen Sie die ersten 2 Tage stündlich den Verband oder die Haut rund um das Pflaster mit MMS ein. Das MMS zieht durch den Verband oder Pflaster in die Wunde und hält sie sauber, wodurch sie schneller zuheilen kann.

Weitere Information über MMS können sie nachlesen in dem Buch „MMS - Krankheiten einfach heilen", Jim Humble Verlag, ISBN: 9789088790027.

Indian Herbs versus Schwarze Salbe

Jim Humble erwähnt in seinen Büchern die Indian Herbs als unterstützende Maßnahme bei einer Krebserkrankung. Als ich das erste Mal vor 2 Jahren über die Indian Herbs las, habe ich mich im Internet auf die Suche nach einer Bezugsquelle dafür gemacht. Meine Suche blieb aber bislang fruchtlos.

Auch bei meinen Besuchen bei Jim Humble hatte ich ihn darauf angesprochen und nach der Adresse für die Indian Herbs gefragt. Außer der Antwort, dass ich im Internet googlen soll, konnte er mir keine Adresse oder Anweisung geben, wo man diese bekommen kann.

Als ich kürzlich „zufällig" von der Schwarzen Salbe erfuhr, wurde mir bewusst, dass es sich bei der Kräuterrezeptur um die Indian Herbs handelt.

Die Schwarze Salbe ist eine uralte Rezeptur, die die Indianer verwendeten um Leder (Tierfelle) zu gerben und zu imprägnieren.

Doch die Schwarze Salbe kann viel mehr: Trägt man die Salbe bei einem Brust- oder Hautkrebs auf die Haut auf, dann werden die Krebszellen durch die gesunden Zellen abgestoßen und der Krebs fällt aus der Haut heraus und lässt ein Loch zurück. Man kann dies mit einem Eisberg vergleichen, wovon nur ein Zehntel sichtbar ist. So ist dies ebenfalls bei einem Hautkrebs von dem man nur die Oberfläche sieht, aber nicht die tieferen Schichten. Das Loch heilt in den darauf folgenden Wochen von alleine zu.

Weil die Salbe nur auf der Haut angewendet werden darf, könnte man jedoch die Kräuter allein, ohne weitere Zusätze, in Kapselform einnehmen.

Die Schwarze Salbe und Kräuterkapseln dürfen durch die Rechtslage **nicht** für Heilzwecke bei Brust-, Haut-, oder innerem Krebs angewendet werden. Sie dürfen aber die Salbe für eine alternative Bestätigung, bzw. zur Diagnose, auf Ihre Haut auftragen. Wenn der Krebs herausfällt, wissen Sie, dass Sie einen bösartigen Tumor hatten. Die Kapseln dürfen Sie nicht selber einnehmen, aber ihren kranken Tieren geben.

Die Schwarze Salbe findet auch heute noch Anwendung in der Pflege alten Schuhleders oder als Imprägnierung für Leinwände. Weitere Informationen, sowie Bezugsadressen für die Schwarze Salbe und Indian Herbs für Ihre Tiere finden Sie auf der Internetseite: www.Schwarzesalbe.com

Erfahrungsberichte mit Indian Herbs

Jemand in Texas lag mit Lungenkrebs, wie man sagt, auf seinem Sterbebett, bevor er mit der Einnahme der Indian Herbs begann. Nach einer Woche lief er wieder herum und man konnte ihn aus dem Krankenhaus entlassen!

Endlich gibt es eine einfach einzunehmende Kapsel! Eine Kapsel 3x mal am Tag eingenommen, zu den Mahlzeiten sollte präventiv wirken und 6 bis 9 Kapseln, wenn man gegen eine Krankheit kämpft. Die Kapseln sind nicht, wie bei der Salbe, mit Zinkchlorid versetzt.

Bedenken Sie, dass dies kein medizinischer Ratschlag ist, sondern nur Berichte von etwas, dass andere Menschen erlebt haben. Halten Sie Rücksprache mit Ihrem behandelnden Arzt bevor Sie mit einer Behandlung anfangen.

Wichtig: Wenn anormale Zellen im Körper abgetötet werden, entsteht ein inneres Chaos und jemand der die Indian Herbs innerlich anwendet, kann sich müde und schlapp fühlen, aber nie so schwach wie nach einer Chemo! Wenn jemand noch nie eine Körperreinigung gemacht hat, wäre es gut eine Darmspülung und Leberreinigung zu machen, bevor man mit den Indian Herbs Kapseln anfängt (wenn noch genügend Zeit übrig ist). Es werden viele Abfallstoffe in Form toter Krebszellen durch die Leber, die Nieren und den Darm abgeführt und ausgeschieden. Sie müssen gut gereinigt sein, bevor Sie mit dem Ausleiten der Abfallstoffe anfangen.

Nach einer grundlegenden Reinigung der Haut und des Körpers bin ich nach 30 Tagen fast fertig mit der Einnahme der Indian Herbs Kapseln, und nach einer kleinen Pause von einigen Tagen werde ich auf ein Neues eine Kur von 30 Tagen machen. Mein Stuhlgang hat sich enorm verbessert und ich bin viele schlechte Stoffe losgeworden. Einige Flecken auf meiner Haut, die ich über 10 Jahre hatte, sind verschwunden.
Liebe Grüße.

D. Harris, pensionierter Militärarzt.

****

Lieber Rick, es ist schon eine Weile her, dass wir miteinander gesprochen haben. Ich war vier Monate in der Karibik und ich habe die Salbe und Indian Herb Kapseln verwendet. Der Krebs neben meiner Nase ist verschwunden.

Ich hatte auch ein hautfarbenes Geschwür auf meinen Bauch, das sehr blutete wenn ich daran kratzte. Ich tat ein Pflaster mit Salbe darauf und zu meinem Erstaunen wurde das Geschwür größer und die Haut um das Geschwür herum entzündete sich. Nach drei Tagen machte ich das Pflaster ab und sah ich ein großes Loch mit der Salbe darin … Ich tat wieder Salbe darauf und es wurde noch schlimmer. Zwei Tage später sonderte die Stelle viel Eiter ab. Ich tat erneut Salbe darauf und die Wunde heilte allmählich ab.

******

Eine 37jährige Frau bekam in Juni 2006 die Diagnose B-Zelllymphom. „Ich hatte einen chronischen Husten, fühlte mich krank und verlor an Gewicht. Ich folgte den westlichen, onkologischen Behandlungen mit drei Sorten Chemotherapie, 2 Sorten Bestrahlung und einer Stammzelltransplantation. Im Januar 2008 zeigte eine Biopsie, dass der Krebs nicht geheilt war.

Ich kam in Kontakt mit einem ganzheitlich arbeitenden Chiropraktiker, der sich bereit erklärte, mich zu begleiten, wenn ich die Schwarze Salbe Kapseln einnehmen würde. Das tat ich 2 Monate und drei Wochen lang. Jeden Abend nahm ich eine Kapsel mit den Kräutern, und im April 2008 wurde mir gesagt, dass ich krebsfrei bin.

Die onkologische Behandlung hatte mich 750 Dollar gekostet und brachte keinen Erfolg, doch die Begleitung des Chiropraktikers half mir, und kostete nur 50 Dollar. Die Menschen die mich nun sehen, glauben nicht, dass ich vor einem Jahr so krank gewesen bin.

******

Hallo Rick, ich habe viele E-Mails versandt, seit ich mit der Einnahme der Indian Herbs angefangen habe und ich weiß nicht, ob ich dir schon einmal einen Bericht geschickt habe.

48 Stunden nachdem ich mit der Einnahme der Kapseln gegen mein Emphysem begonnen hatte musste ich meinen Rasen und eine steile Böschung mähen. Mir wurde schnell schwindelig, ich fing an schwer zu atmen und dadurch musste ich husten. Ich hustete viel Schleim hoch und dadurch wurde mein Atmen leichter und tiefer. Eine Woche später musste ich wieder mähen, und glaube es oder nicht, ich mähte den ganzen Garten ohne nur einmal Pause machen zu müssen um auszuruhen. Ich bin mir vollkommen bewusst, dass dieses Mittel (um es keine Medizin zu nennen) nicht für jeden geeignet ist. Für mich haben die Schwarze Salbe bei Hautkrebs und die Kapseln auf jeden Fall gewirkt, was die Autoritäten auch behaupten wollen.

****

In Mai 2008 bekam meine Frau die Diagnose, dass sie einen Gehirntumor hat und dass sie nur noch 2 bis 3 Wochen zu leben hätte. Die Ärzte (es waren viele), begannen mit Chemo- und Strahlen-Therapie. Nach drei Behandlungen stoppten sie, weil es ihr doch nicht mehr helfen würde, und man sagte uns, dass wir uns auf ihren Tod vorbereiten sollten. Ein Freund erzählte uns von den Schwarze Salbe Kapseln (Indian Herbs). Wir beschlossen, diese zu probieren, weil man uns keine Hoffnung mehr gegeben hatte. Heute haben wir den 8. Oktober und meine Frau lebt noch immer.

****

Vor ungefähr sechseinhalb Jahren hatte ich den Plan nach Florida zu reisen. Als Prophylaxe gegen Sonnenbrand und die stärkere Sonneneinwirkung dort, nahm ich einige Sonnenbank Anwendungen.

Wenn jemand Ihnen erzählt, dass Sonnenbank-Anwendungen sicher sind, dann werden Sie betrogen! Ich war 10 Minuten auf der Sonnenbank und mehr war nicht nötig um den Schaden zu verursachen. Ich muss wohl sagen, dass ich zuvor schon an Tinea Versicolor, einer Hauterkrankung, die durch einen schimmelähnlichen Hautpilz, der auch auf jeder gesunden Haut vorkommt, litt. Wenn die Haut fettig, warm und feucht genug ist, fängt das Wachstum in kleinen Gruppen auf der Haut an. Eine frühere Untersuchung durch Dr. Royal Rife hatte ergeben, dass Krebs durch Viren verursacht werden kann und dass sie, wenn die äußeren Umstände günstig sind, von einer Bakterie in einen Schimmel oder vice versa mutieren können.

Ich glaube also fest, dass die Strahlung der Sonnenbank Tinea Versicolor aktiviert hat und das dieser zu einem neuen Pathogen mutierte und meine Haut anfing zu zerstören. Nicht nur auf der Oberfläche, sondern auch darunter.

Am 26. April 2005 schmierte ich die Schwarze Salbe auf die Stelle der Haut, die eine Größe von einer 50 Cent Münze hatte. Jahre lang sah die Hautstelle blumenkohlähnlich aus und manchmal blutete es, weshalb ich immer ein Pflaster darauf klebte. Eine gute Schwarze Salbe ist in Amerika fast nicht erhältlich, aber wenn man lange genug sucht, findet man sie schon.

Nach der Applikation hatte ich sofort ein stechendes und brennendes Gefühl. Manche Menschen würden ein Schmerzmittel benötigen. Ich denke, dass dies individuell indiziert ist, aber dass jeder für den Fall des Falles ein Schmerzmittel im Haus haben sollte.

Nachts schwoll die Stelle auf bis die Größe einer Männerfaust an. Am nächsten Morgen wusch ich den Rest der Schwarzen Salbe unter der Dusche ab und sah eine eingedrückte Stelle, von ungefähr 3 mm, die mit einer schwarzen Kruste bedeckt war.

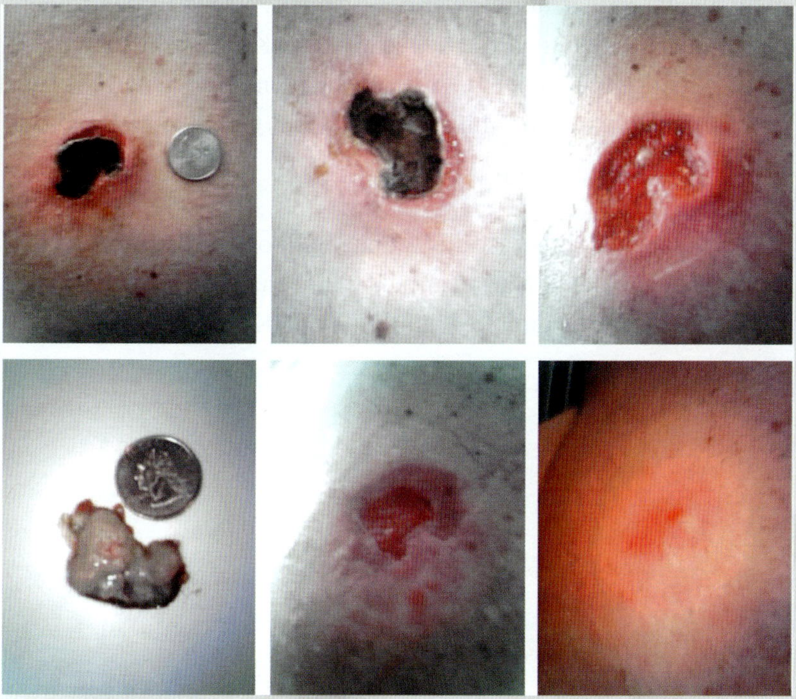

Um sicher zu sein, trug ich am nächsten Abend wieder Schwarze Salbe auf die Stelle auf. Der Schmerz wurde noch schlimmer als am Vortag. Ich dachte schon, ich hätte bei der ersten Anwendung nicht genügend Salbe verwendet. Ein drittes Mal habe ich die Salbe nicht mehr verwendet. Dies wurde mir durch einen Bekannten, der schon vielen Menschen mit der Schwarzen Salbe geholfen hat, geraten.

Auf dem Foto ist zu sehen, wie die Kruste aussieht, wenn diese anfängt, sich von der Haut zu lösen. Sie sehen zum Vergleich eine Münze danebenliegen.

Das zurückgebliebene Loch war ziemlich tief, aber in dem Moment als die Kruste abfiel, war der Schmerz weg. Auf den folgenden zwei Fotos können Sie sehen wie die Kruste von unten aussieht. Nicht sehr angenehm. Auf den anderen Fotos sehen Sie, wie tief das Loch war. Die Münzen neben dem Geschwür zeigen wie groß dieses war.

Wie Sie sehen können, ist die Wunde vollkommen ausgeheilt und es ist nur eine kleine Narbe zurückgeblieben, wofür ich zur weiteren Heilung eine bestimmte Hautlotion und Kokosöl verwende.

Der Autor

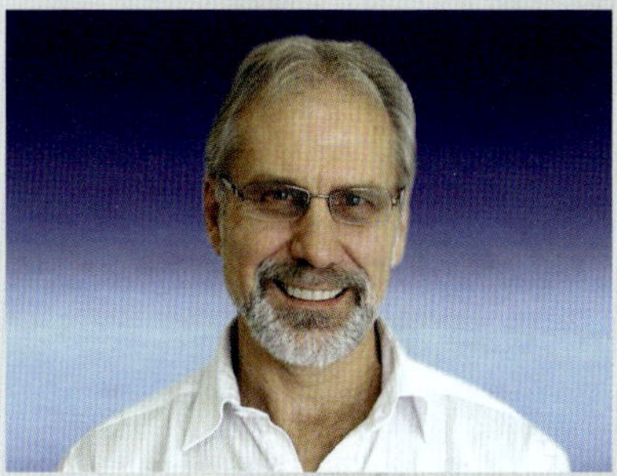

Ich hatte den besten Start ins Leben. Meine Mutter wäre beinahe wegen ihrer schlechten Gesundheit bereits vor meiner Geburt gestorben. Durch eigene Fortbildung mit Hilfe von Büchern, entdeckte sie die Wohltaten einer natürlichen Gesundheit und zwar zu einer Zeit, in der die moderne Medizin stark im Kommen war. Sie nahm ihren Weg gegen den heftigen Widerstand ihrer Familie, ihrer Freunde und Bekannten. Sie übernahm die Kontrolle über ihre eigene Gesundheit und behielt sie bis zu ihrem Ende.

Ich kam 1949 durch eine natürliche Geburt zur Welt, entsprechend ihres aufgeklärten Verständnisses von Gesundheit, und wurde ein Nutznießer ihres Enthusiasmus. Ich wurde 2 Jahre lang gestillt, niemals geimpft (nicht einmal eine Tetanus-Impfung), bekam keine Antibiotika, lebte vegetarisch, wurde ermutigt barfuss im Sonnenschein zu gehen, die Wohltaten organischer Lebensmittel aus unserem Biogarten im Hinterhof und Eiern von unseren Hühnern zu genießen, sowie einen Tag in der Woche auszuruhen. Ich war niemals krank. Danke Mama!

Aber wie es oftmals passiert, verschwendete Gleichgültigkeit das Geburtsrecht. Meine 30iger Jahre waren wie verspätete Teenagerjahre, und ich fing an Tabak, Alkohol und Drogen zu entdecken. Erst in meinen 40iger Jahren begann ich Naturheilkunde zu studieren, wieder durch die Ermutigung meiner Mutter und kam dazu, anzuerkennen welch großartigen Start ins Leben ich hatte!

Ich bin ein qualifizierter, naturheilkundlicher Arzt. Die am meisten beglückenden Studien die ich unternommen habe, waren die der Anatomie, der Physiologie und der Biochemie, begleitend mit Ernährungskunde, die ich auch an einer örtlichen Akademie für Naturheilkunde unterrichtete. Ich habe studiert, praktiziert und außerdem Massage-Therapien unterrichtet.

Ich bin Co-Autor eines 500 Seiten starken Bestsellers, eines Gesundheitsführers, *Better health Through Natural Healing* (Hinkler Books, Melbourne, 2001, ISBN1865152595), zusammen mit meinem Freund Dr. Ross Tattler. Auch heute kann man diesen häuslichen Ratgeber bekommen, und er wird sogar in manchen naturheilkundlichen Schulen als Referenzmaterial verwendet.

Ich habe auch einen theologischen Grad, und heute, obwohl ich nicht religiös bin, bin ich ein Christ der Philosophie entsprechend. Ich respektiere auch die Spiritualität, die das natürliche Königreich enthüllt („die Himmel erklären den Ruhm Gottes...“), genauso wie die großen Weisen es verkünden, wie Buddha, Zoroaster, Mohammed, der Dalai Lama und viele andere.

Ich bin ein eifriger Gärtner. Ich habe Gartenbau studiert und praktiziert, sowie Landschaftsgestaltung. Ich bin ein Naturmensch, ich liebe das Leben und alle lebenden Dinge.

Leben heißt, sich in perfekter Gesundheit zu befinden und für immer zu bleiben.

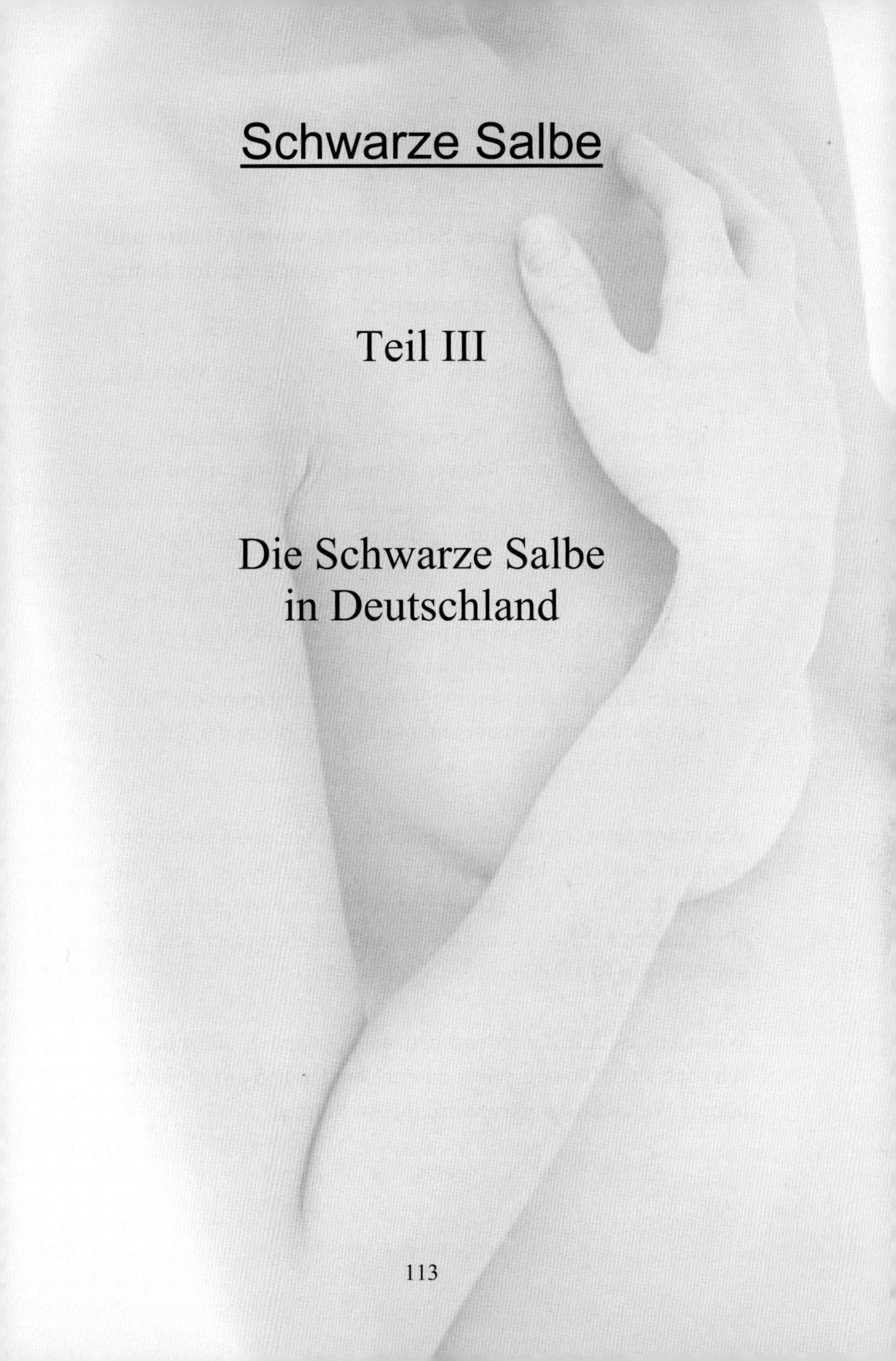

Schwarze Salbe

Teil III

Die Schwarze Salbe in Deutschland

Die Schwarze Salbe in Deutschland

Was wäre, wenn es eine Salbe gäbe, womit Haut- und Brustkrebs innerhalb von 20 Tagen geheilt werden könnte – ohne Nebenwirkung natürlich?

Zur welcher Gruppe würden Sie gehören? Zu den Menschen, die:

1. in Staunen verfallen, aber eine gewisse Skepsis zeigen. Könnte ja sein, aber ich weiß es nicht. Ich frage lieber meinen Arzt,
2. an Haut- oder Brustkrebs leiden und die Salbe gerne ausprobieren wollen,
3. den Erfinder und Anbieter der Salbe als Scharlatan verfluchen. Das gibt es ja wohl nicht. Wenn es wirklich so etwas gibt, dann wäre der Erfinder schon Millionär!
4. an der Krankheit anderer viel Geld verdienen und die Salbe von vornherein verdammen, ohne die Wirkung der Salbe näher in Betracht zu ziehen.

Was wäre wenn …, und die Menschen aus Gruppe 4 bestimmen könnten, wie eine krebskrankheit zu behandeln ist und alles daran setzen, dass krebskranke Menschen die Möglichkeit zur alternativen, nebenwirkungsfreien, und daneben einer sehr kostengünstigen Behandlung verweigert wird.

Wie steht es mit den Menschen aus Gruppe 1, die noch zu schwach sind, für sich selbst zu entscheiden und auf ihren Arzt hören? Welche Alternative wird ihr Arzt bieten?

Und wie viel Schaden richten die Menschen aus Gruppe 3 an, deren Stärke darin, liegt andere zu verunsichern? Aber nun zur Wahrheit. Kann eine Salbe aus Kräutern tatsächlich Krebs heilen?

Diese Frage kann nur durch jemanden beantwortet werden, der die Salbe am eigenen Leib ausprobiert hat oder durch jemanden, der erfahren hat, wie Menschen aus seinem Umfeld durch die Anwendung der Salbe eine positive oder negative Erfahrung gemacht haben. Was alle anderen behaupten, wird immer nur eine Meinung bleiben, aber nie zu einer Wahrheit werden (Menschen aus Gruppe 3).

Fangen wir beim Anfang an

Als ich im März 2011 einen Bekannten in Tschechien besuchte, habe ich das erste Mal von der Schwarzen Salbe gehört. Als wir uns am Flughafen verabschiedeten, gab er mir ein englisches Buch mit dem Titel „Black Salve“ (Schwarze Salbe) und sagte mir: „Sei vorsichtig, denn sie wirkt, und man wird alles daran setzen, die Salbe zu verbieten.“

Ich wusste sofort, was er meinte und das er Recht hatte. Wenn es tatsächlich eine Salbe geben würde, die Krebs heilen könnte, dann wäre es tatsächlich gefährlich, wenn nicht lebensgefährlich, die Salbe in den Verkehr zu bringen. Das Pharmakartell ist zu mächtig und sieht es nicht gerne, wenn ihnen ins Handwerk gepfuscht, und ihr Einkommen geschmälert wird.

Bevor ich mit dem Flugzeug in Köln landete, hatte ich das Buch über die Schwarze Salbe schon ausgelesen und wusste nicht, was ich noch glauben sollte. Mein Freund würde bezüglich dieses Themas nicht lügen, doch in der Zeit konnte ich mir keine Vorstellung davon machen, dass eine einfache Kräutersalbe in der Lage wäre, Brust- und Hautkrebs zu heilen und das noch in zehn bis zwanzig Tagen.

Ich war sehr interessiert in diesem Buch. Es passte zu meiner Verlagsphilosophie, und ich wollte es in deutscher Sprache herausgeben. Nach einigen E-Mails hin und her mit dem Autor Adrian Jones bekam ich die Verlagsrechte. Drei Monate später war das Buch fertig und ich konnte es in deutscher und niederländischer Sprache herausbringen.

Aber was nun? Das Buch war da. Die ersten Exemplare wurden verkauft, und siehe da, die Menschen fragten nach der Schwarze Salbe und wollten wissen, wo man sie bekommen kann. Keiner außer mir kannte in dieser Zeit die Rezeptur der Schwarzen Salbe. Ich wurde auch selber neugierig und wollte wissen, ob die Salbe tatsächlich Krebs heilen kann.

Also fing ich an, die Schwarze Salbe herzustellen. Erst musste ich die Kräuter aus Amerika bestellen, was damals schon nicht ohne Trickserei ging. Obwohl die Kräuter in Deutschland nicht verboten sind, war es nicht einfach, die Kräuter durch den Zoll zu bekommen. Als der Zöllner mich damals fragte was ich denn mit den Kräutern mache, sagte ich, dass ich Mottensäckchen damit mache, „Für den Schrank“, meinte er. „Ja, ja“, antwortete ich. „Aber Sie werden die Kräuter doch nicht einnehmen, oder?“ „Um Gotteswillen, nein, natürlich nicht“, erwiderte ich. Und so bekam ich die Kräuter damals noch durch den Zoll.

Sie können sich nicht vorstellen, wie aufgeregt ich war, als ich den ersten Menschen die Salbe zusandte. Ich wusste nicht, ob ich ein Scharlatan war oder das die Salbe tatsächlich wirkt. Ich hatte ein Buch herausgebracht, das Krebsheilung versprach, hatte aber selber keine blasse Ahnung davon, ob die Salbe tatsächlich wirkte.

Es dauerte glücklicherweise nicht lange, bevor die ersten Berichte kamen. Menschen schickten mir Fotos von Tumoren, die aus der Haut herausgefallen waren. Die Fotos waren teilweise so ekelhaft, dass ich sie nicht ansehen konnte. Trotzdem war ich froh über jeden Bericht und jedes Foto, dass ich in dieser Zeit bekam. Was mir berichtet wurde, und was ich auf den Fotos sah, war exakt so, wie es im Buch beschrieben steht.

Ich war verblüfft, … erstaunt, … konnte es anfangs erst gar nicht fassen. Krebs heilen mit ein paar Kräutern. So einfach. Was machen die Ärzte mit uns? Ich fühlte mich wie ein Messias, ja wie jemand, der berufen war, die Welt zu retten - wer bin ich dass ich das in der Hand haben darf, dachte ich manchmal? Es war anfangs sehr emotional und schwer zu fassen, denn auch ich war im Glauben aufgewachsen, dass Krebs eine unheilbare Krankheit sei. Nun musste die Information in meinem Gehirn gelöscht und umprogrammiert werden. Es war großartig zu erleben, wie dankbar die Menschen waren, dass Ihnen ohne Operation, Chemo- und Strahlentherapie geholfen werden konnte.

Durch diese Erfolge kam es zu einer Mund zu Mund Propaganda und es verbreitete sich die Kunde von der Schwarzen Salbe wie ein Lauffeuer. Die Bücher fanden einen schnellen Absatz und die Salbe wurde sowohl im ganzen deutschsprachigen

Raum, als auch in den Niederlanden schnell bekannt. Werbung war nicht nötig. Menschen, die die Salbe angewandt hatten, erzählten es anderen. Jeder kannte wohl jemanden, der an Brust- oder Hautkrebs litt.

Mit jedem Bericht, den ich bekam fühlte ich die Verantwortung, die Schwarze Salbe an die breite Öffentlichkeit zu bringen.

Ich fühlte aber auch den Druck und die Gefahr, die damit verbunden waren. Ich musste taktvoll und kreativ bleiben und bannte jeden Gedanken über irgendwelche Repressalien von der organisierten Medizin sofort aus meinem Kopf.

Innerhalb von wenigen Monaten hatten wir in zwei niederländischen Zeitschriften drei Artikel über die Schwarze Salbe veröffentlicht. Es hatten sich Menschen gefunden, die die Verbreitung der Salbe unterstützten. Viele Ärzte und Naturheilkundler machten ihre Erfahrungen bei den Patienten, und alle waren begeistert.

Wir wollten in den Niederlanden die Politik konfrontieren und hatten in einem der Artikel, eine Ankündigung gemacht, die Schwarze Salbe klinisch testen zu wollen, und die Ergebnisse anschließend in den Zeitschriften zu veröffentlichen. Hierzu hatten wir Patienten, Ärzte und Rechtsanwälte zur Mitarbeit aufgerufen, die Daten und Ergebnisse zu Überprüfung.

Nach dieser Ankündigung ließen die Behörden nicht lange auf sich warten und schlugen hart zurück. Zusammen mit einem Fernsehteam vom niederländischen Fernsehen wurde R. v.d. B, eine Frau, die in den Niederlanden Vorträge über die Schwarze Salbe hielt, vor laufender Kamera durch die Polizei verhaftet.

Zwei Tage später wurde die Verhaftung in einer Sendung über die Schwarze Salbe im niederländischen Fernsehen groß herausgebracht. Sogenannte Wissenschaftler kamen zu Wort und erklärten sehr raffiniert, wie gefährlich die Anwendung der Schwarzen Salbe sei. Man sprach über Verätzungen, Verbrennungen und Todesfällen durch die Anwendung mit der Schwarzen Salbe. Jedoch fehlten jegliche Details und Beweise. Lesen Sie Rinekes ganze Geschichte in „Inara – Akte Schwarze Salbe“ (Jim Humble Verlag).

Die Sendung entartete erwartungsgemäß in eine Hetzkampagne gegen die Schwarze Salbe, wobei die journalistische Seriosität mehr Schaden litt als die Schwarze Salbe. Nach der Sendung reagierten die Zuschauer empört über die einseitige und schlechte Berichterstattung. In den Tagen danach bekam das Fernsehprogramm viele negative Kritiken und die Menschen stellten sich geschlossen hinter R. v.d. B. und die Schwarze Salbe.

Es wurde durch die Staatsanwaltschaft ein Aufruf gemacht, dass diejenigen, die durch die Anwendung der Schwarzen Salbe eine nachteilige Erfahrung gemacht haben, sich unverzüglich melden sollten. In den darauf folgenden Tagen meldeten sich viele Menschen und erzählten über ihre guten Erfolge. Bis heute, genau ein Jahr später (September 2013), ist nicht ein Bericht eingetroffen von jemandem, der Schaden durch die Anwendung der Schwarzen Salbe erlitten hat. Auch eine Anklage liegt bis dato noch nicht vor.

Obwohl die Schwarze Salbe durch die Fernsehsendung noch mehr bekannt geworden war, hatten die Behörden ihre Arbeit mit Erfolg ausgeführt, denn von nun an traute sich keiner in den Niederlanden mehr, die Schwarze Salbe anzubieten.

Nun gab es wieder eine neue Situation. In den Niederlanden war alles lahm gelegt und über die Internetseite von der Schwarzen Salbe: www.schwarzesalbe.com kamen täglich bis zu sechs Anfragen von verzweifelten Menschen, die die Salbe haben wollten. Guter Rat war nun teuer. Ich war noch immer der Mittelpunkt der Schwarzen Salbe. Wenn ich aufgeben würde, hätte die Gegenseite gewonnen und wäre der ganze Aufwand umsonst gewesen. Das durfte nicht geschehen. Der Wunsch, Menschen helfen zu wollen, war stärker als die Angst vor irgendwelchen Folgen von Seitens der Behörde.

Ich weiß nicht mehr, wann ich wieder angefangen habe, die Salbe selbst anzubieten. Ich konnte es irgendwann nicht länger verantworten, diese täglichen Hilferufe zu verneinen. Ich wusste, dass die Salbe für viele Menschen eine letzte Hoffnung und sogar Rettung ist. Es sind viele Menschen, die Angst vor Chemo haben und keine ärztliche Hilfe in Anspruch nehmen wollen. Andere möchten erst eine Alternative versuchen, bevor sie zum Arzt gehen. Für viele war ich wie ein letzter Strohhalm.

Als ich wieder mit der Salbe anfing, war ich anfangs etwas ängstlich, denn ich wusste, dass ich jeden Tag Probleme erwarten konnte. Zum Teil war ich schon darauf vorbereitet und speicherte regelmäßig meine Firmendaten auf Festplatten ab, die ich dann auswärtig unterbrachte. Bei einer Kollegin hatte man vor einem Jahr bei einer Razzia alle Rechner beschlagnahmt. Fünfzehn Beamte waren damals bei ihr im Haus eingefallen.

So gingen Monate vorüber und ich wunderte mich über jeden Tag, an dem nichts passierte.

In Oktober 2012 flog ich nach Afrika, wo ich zusammen mit dem Ugandischen Roten Kreuz ein neues Projekt mit MMS vorbereitete. Ich war gerade einen Tag in Uganda, als mein Kollege anrief und erzählte, dass wir unerwarteten Besuch gehabt hätten. Es waren nur fünf Polizisten gewesen, sie waren sehr freundlich, hatten alle Daten aus dem Rechner kopiert und außer einem Teil der Buchhaltung und einigen Produkten, darunter auch die Schwarze Salbe, weiter nichts mitgenommen.

Es war wie eine Befreiung, wie eine Last, die von mir abfiel. Endlich war es geschehen. Sie hatten mich bis dahin den Menschen helfen lassen. Nun hatten sie mir ein Halt zugerufen und mir meine Grenze aufgezeigt. Bis hier und nicht weiter, das wusste ich. Ich sollte mich bei der Polizei melden, wenn ich aus Uganda zurück bin.

Ich ließ die Sache erst einmal ruhen und machte mir keine weitere Gedanken darüber. Auch wenn eine Situation sich ändert, geht das Leben weiter. Ich wusste, dass es nicht das Ende ist und eine neue Lösung kommen würde, damit ich den Menschen weiterhin helfen könnte. Aber erst mal abwarten, was nun noch alles auf mich zukommen würde.

Als ich aus Uganda zurückkam, habe ich mich erst bei der Kripo melden müssen. Mein Anwalt hatte mir geraten, mich auf meine Schweigepflicht zu berufen und das tat ich auch. Man war sehr nett zu mir und ich bekam sogar meine Buchhaltungsunterlagen zurück.

Nun hieß es warten auf die Anklage.

Nach zwei Monaten kam eine 164 Seiten dicke Aktenmappe. Man hatte gute Arbeit geleistet. Über ein halbes Jahr hatte man mich beobachtet und alle Aktivitäten registriert. E-Mails und Telefonate waren ausgewertet und man hatte sogar alle Kontoauszüge bei der Bank angefordert.

Die Anklage lautete: Verstoß gegen das Arzneimittelgesetz.

Leugnen konnte man da wohl nichts mehr. Sogar gegen das Tiermedizingesetz hatte ich verstoßen. Beweis dafür war ein E-Mail, in der sich eine Frau bei mir bedankte, dass Sie mit der Schwarzen Salbe einen Tumor bei ihrem Hund geheilt hatte.

Ich war fassungslos, sogar Tieren darf man nicht helfen.

Mir war klar, dass ich nun an einem Scheideweg stand. Mich zurückziehen oder mich der Wahrheit stellen. Mit meinem Verlag stehe ich gut, und ich habe die Möglichkeit, viele Menschen zu erreichen. Ich fühle es als Aufgabe, Menschen über Missstände zu informieren. Alles was man gegen mich verwenden wird, könnte ich wiederum gut verwenden, um den Menschen zu zeigen, welche Ziele die Mediziner verfolgen, indem sie verbieten, seinen Mitmenschen zu helfen.

Ich wusste nun, dass ich mein Ziel erreicht hatte. Die Medizin- und Pharmafirmen haben alle Angst vor der Wahrheit. Die Schwarze Salbe wird das tun, wovor sie Angst haben, nämlich die Lüge in der Medizin aufdecken. Sie wird den Menschen aufzeigen, dass Medikamentenumsätze wichtiger sind als ein Menschenleben. Zu viele wirtschaftliche Interessen sind mit einer Krebstherapie verbunden. Zu viel Geld und zu viele Arbeitsplätze werden durch Krebsheilungen gefährdet.

Krebs ist keine Krankheit, sondern eine wirtschaftliche Goldgrube. Krebs kann und darf deshalb nicht geheilt werden.

Aber nun ist die Zeit gekommen, dass die Schwarze Salbe diese Goldgrube zerstören wird. Die Menschen werden immer aufgeschlossener und akzeptieren nicht mehr so leicht, das Mediziner und sogenannte Wissenschaftler mit ihren beschränkten Kenntnissen tun können was sie wollen. Die Schwarze Salbe wirkt so einfach und so schonend, ohne Nebenwirkung, ohne Messer und ohne Metastasen. Wenn das Wissen einmal unter den Menschen verbreitet ist, wird es enorme Änderungen in der medizinischen Behandlung bei Krebs einleiten.

Schon mehrere Jahrhunderte lang tauchten immer wieder massive Kräfte auf, die versuchten, die Schwarze Salbe auszuradieren. Doch dank einzelner Personen, die sich nicht einschüchtern ließen, konnte dieses Wissen fortleben und weitergeben werden.

Die Schwarze Salbe und ein kleiner Teil ihrer Geschichte

Wenn wir etwas Näheres über die Schwarze Salbe erfahren wollen, dann führt uns der Weg zunächst nach Amerika, denn die Kräuterrezepturen dieser Salben stammen ursprünglich von den Indianern Nordamerikas, die schon seit langem die Krebssalben bei Tumoren anwendeten.

Die Krebssalben werden auch schorfbildende Salben genannt, weil sie nach dem Auftragen auf einem bösartigen Hauttumor einen Schorf bilden. Die Krebssalben bestehen meistens aus mehreren Kräutern, wobei die Rezeptur von Region zu Region unterschiedlich sein kann. Ihre Wirkung ist aber fast immer gleich.

Heute enthalten die Salben, neben den ursprünglichen Kräutern, noch eine Chemikalie (Kaustika) zur Kauterisation (Ausleitung). Die Zufügung der Chemikalie in die Kräutersalbe kam erst später durch den Einfluss europäischer Siedler zustande, die ihre Heilmethode mit der indianischen ergänzten.

In Gegensatz zu unseren heutigen chemischen Medikamenten, ist die Kräutermedizin vielfältig. Die Natur ist kreativ, flexibel und immer in Bewegung. Kräuter, die durch geografische Verhältnisse in bestimmten Gebieten nicht wachsen, können durch andere heimische Kräuter ausgetauscht werden. Einer der Hauptbestandteile der Schwarzen Salbe ist zum Beispiel die Blutwurz. Wo aber keine Blutwurz wächst, kann diese durch ein anderes Kraut, in vielen Fällen durch die Gelbwurz, ersetzt werden. So hatte damals in Amerika jede Region ihre eigene Tumorsalbe, die entweder Schwarz, Rot oder Gelb ist.

In dem Buch von Ingrid Naiman „Krebs behandeln mit pflanzlichen Salben“ findet man viele Rezepturen von Krebssalben, die im Laufe der letzten zweihundert Jahre in Amerika im Umlauf waren. Einige dieser Salben kann man tumorspezifisch einsetzen, anderen wirken generell bei Tumoren.

Es waren nicht nur die Indianer in Nordamerika, die Tumore mit pflanzlichen Salben heilten, denn auch Hildegard von Bingen (1098 bis 1179) behandelte in jener Zeit in Deutschland Tumore mit einer schorfbildenden Salbe. Das wichtigste Kraut in Ihrer Salbe war das Veilchen, wobei sie Blad, Stängel und Wurzeln verwendete.

Krebs ist so alt wie die Menschheit selbst, nur mit dem einen Unterschied dass der Krebs in früheren Zeiten eine Seltenheit war. Heute leidet fast jeder Zweite an Krebs; in 2012 starb jeder Vierte in Deutschland an dieser Krankheit oder an deren Behandlung.

Die Kräuterheilkunde, die in Europa hauptsächlich durch die Klöster praktiziert wurden, kam im Mittelalter zu einem hohen Kenntnisstand, bis die Gewalt der Inquisition ihr ein abruptes Ende setzte.

In jener Zeit übernahm die Kirche die Rolle des Arztes. Sie verdammte jegliche Medizin als ein teuflisches Werk. Die damalige Auffassung der Kirche war, dass eine Krankheit eine Strafe von Gott ist. Der Kranke hat als Akt der Buße seiner Sünden die Schmerzen zu erdulden.

Dieses Treiben der „heiligen" Kirche unterdrückte die Entwicklung in Europa sehr, denn nur sie bestimmte, was recht und böse war. Immer mehr Menschen, die um ihr Leben bangten, wanderten in diesen dunklen Zeiten aus nach Amerika.

Unter den Auswanderern waren viele Ärzte, Gelehrte und Freidenker, die ihr Glück in der neuen Welt versuchten. Es waren die Auswanderer, die ihre Medizin mitnahmen, wodurch es später zu einer Symbiose zwischen europäischer und indianischer Medizin kam. Wenn man sich in die amerikanische Medizin vertieft, dann sehen wir, dass vom Ende des 18. bis Anfang des 20. Jahrhunderts die homöopathische Medizin in Amerika blühte. In dieser Zeit kam es häufig zu einem regen Austausch zwischen den Ureinwohnern Amerikas und den Einwanderern.

Geschichte der Schwarzen Salbe Teil 2

Im 17. und 18. Jahrhundert entwickelte sich ein reger Austausch zwischen den Ureinwohnern von Amerika und den Neuankömmlingen. Nicht alle Auswanderer waren auf Eroberung aus und nicht alle Indianer waren wild. Die Geschichte zeigt uns vielfach ein falsches Verständnis über die wahren Umständen in diesen Zeiten.

Die Auswanderer wurden in ihrer neuen Heimat oft mit neuen Krankheiten konfrontiert, wobei sie von den Indianern viel über die Anwendung der Kräuter lernten. So entstand ein reger Handel zwischen den Indianern und den Siedlern. In manchen Jahren war die Nachfrage nach Heilkräutern, die bis Europa gehandelt wurden, größer als das Angebot. So kam auch im 17. Jahrhundert die Kräuterrezeptur der indianischen Salbe nach Europa, wo sie in Frankreich und England angewandt wurde.

Die ersten Aufzeichnungen in Europa über die Schwarze Salbe gehen zurück bis ins 17. Jahrhundert, wo renommierte Ärzte aus Frankreich und England die indianische Salbe in der Tumorbehandlung erfolgreich anwendeten. Die üblichen operativen Behandlungen wurden durch manchen Arzt nun gegen die weniger blutigere und humanere Kräutersalbe vertauscht.

Richard Guy war ein englischer Chirurg, der in den 1760er Jahren mehrere Werke über Tumorbehandlung ohne operative

Eingriffe veröffentlichte. Sein Tumorrezept hatte er laut Überlieferungen von jemanden abgekauft. Guy war einer der ersten Ärzte, die wissenschaftliche Forschungen bei Krebs machten und genaue Notizen von seinen Beobachtungen hinterließ. So vertrat er damals schon die Einstellung, dass Krebs über die Lymphe metastasieren kann. Durch seine Krebsbehandlungen wurde der Chirurg sehr bekannt, doch die Gegner ließen nicht nach und warfen ihm vor, mit einem Laienverfahren zu arbeiten.

In dieser Zeit bestand die offizielle Krebstherapie in Europa aus Zerstechen oder einer operativen Entfernung des Tumors. Bei dem Zerstechen wurde mit einem spitzen Gegenstand der Tumor durchlöchert und anschließend eine Kaustika oder Säure wie Salpetersäure, Arsennitrat oder Zinksulfat in die Wunde geschüttet, um den Tumor zu verätzen. Dass die Patienten dabei höllische Schmerzen litten kann man sich leicht ausmalen. Meistens musste die Prozedur wiederholt werden.

Die operativen Behandlungen mit dem Messer waren nicht besser. Die Wunden bluteten oft so sehr, dass man nicht genau sehen konnte, wo und was man wegschnitt. Die Überlebensrate bei der gängigen Tumorbehandlung war genau wie heute - weniger als 5%.

Dr. J. Weldon Fell schrieb in seinem in 1857 veröffentlichtem Buch, „Treatise on cancer“, über die Misserfolge bei den verschiedensten Anwendungen der gängigen Krebstherapien und erwähnt die Kanadische Blutwurz als ein äußeres probates Mittel bei Tumorerkrankungen. Wahrscheinlich war er der erste Arzt, der die indianischen Kräuter zusammen mit einem Kaustikum kombinierte. Er propagierte, die ungefährliche Anwendung der Salbe immer in den Fällen durchzuführen, wo eine Operation nicht möglich sei.

In Amerika gehörte die Anwendung von den indianischen Salben zur täglichen Praxis vieler Ärzte. Einige berühmte Namen aus dieser Zeit, die viele Aufzeichnungen über die Anwendung und ihre Erfolge hinterließen, waren zum Beispiel, **Eli G. Jones**, der sich sehr dafür stark machte, die äußere Anwendungen durch innere Einnahme von blutreinigenden Tonika zu unterstützen.

Neben den Salben und Pasten verwendeten die Indianer häufig blutreinigenden Tonika. Sie wussten, dass Krebs eine tiefere Ursache zugrunde liegt und nach einer gewissen Zeit wieder zurückkommen kann. Eine Auffassung, die Hildegard von Bingen unterstrich. Denn auch sie gab den Patienten, die an einem Tumor litten schon im 12. Jahrhundert blutreinigende Kräuter zur Unterstützung der äußeren Therapie.

Der berühmteste Vorkämpfer und Verfechter aus der amerikanischen Geschichte der alternativen Krebstherapie war wohl **Harry Hoxsey**, der in seinem ganzen Leben alles Mögliche getan hatte, um seine Salbe und sein Tonikum als Medizin anerkannt zu bekommen.

Er hatte die Rezeptur, die von seinem Großvater stammen soll, von seinem Vater auf dessen Sterbebett als Nachlass bekommen.

Harry Hoxsey war mit der Salbe groß geworden. Die Rezepturen der gelben und roten Salben, und des Tonikums, das auch bei den Hoxseys zur Blutreinigung eingesetzt wurde, wurden als Familiengeheimnis streng gehütet, und blieben auch unter Harry Hoxsey lange Zeit geheim.

Harry Hoxsey, der kein Arzt war und selbst keine Menschen behandelte, eröffnete zwischen 1920 und 1950 in verschiedenen Städten in Amerika Krebskliniken Die Kliniken wurden durch Ärzte und medizinisches Personal geführt. In all den Jahren ließen die amerikanische Aufsichtsbehörde FDA und die American Medical Association (AMA) nichts unversucht, Hoxsey ständig vor dem Gericht zu zerren und nannten ihn den größten Quaksalber des 20. Jahrhunderts. In den 1950er Jahren hatte Hoxsey insgesamt 17 Kliniken. Er war in seinem Kampf unermüdlich und ließ nicht nach, die Behörden aufzufordern, seine Therapie zu untersuchen.

Das Interessante an Hoxseys Geschichte ist, dass er in einer Zeit lebte, wo die Medizin in den Anfangsjahren stand, sich zu organisieren. Hoxsey, die AMA und die FDA wurden sozusagen zusammen groß.

Harry Hoxsey war ein erfolgreicher Kämpfer und wurde mit seinem Kräutertonikum sehr berühmt. Viele Familienmitglieder von Richtern und Polizisten gehörten zu seinen Patienten, wodurch er vor Gericht immer gute Karten hatte. In seiner Anfangszeit wurde er fast wöchentlich verhaftet, man konnte ihm aber in den wenigsten Fällen etwas anhaben. Er behandelte die Patienten nie selbst, und die Patienten berichteten oftmals von erstaunlichen Ergebnissen. Hoxsey gab nie den Kampf auf, sich für die Krebskranken einzusetzen.

Am Ende der fünfziger Jahre wendete sich jedoch das Blatt gegen ihn. Die organisierte Medizin war nun so stark geworden, dass sie Regierungsmitglieder kaufen konnten. Als diese dann anfingen, Druck auf die Richter auszuüben, war es mit Hoxsey Schluss. Er musste die Kliniken schließen und nach Mexico ausweichen.

Lesen Sie dazu das Buch, „Wenn Heilen zum Verbrechen wird“. Dieses Buch enthält die vollständige Geschichte und Biografie von Harry Hoxsey und ist eine sehr gute Dokumentation, die aufzeigt, auf welchen kriminellen Wegen die Medizin sich etablieren konnte (erhältlich im Jim Humble Verlag).

Eine andere Persönlichkeit nach Hoxseys Zeit war **Dr. Frederic Mohs** (1910-2002), der in seinem 1976 veröffentlichten Buch „Mohs Micrographic Surgery“ über 9351 erfolgreich behandelte Krebsfälle berichtet. Er arbeitete an der Universität in Wisconsin und nannte seine Behandlungen „Chemo-Operationen“.

Dr. Mohs hatte in seiner Kariere mehr Glück als Hoxsey, denn er wurde nie vor Gericht gebracht. Als er ungewollt mit einem Artikel „Krebsheilung entdeckt“, in die Öffentlichkeit geriet, stellten Ärzten aus seiner Umgebung sich gegen ihn. Doch einige Wochen später fand Herr Abe Quisling, der aus einer berühmten Ärztefamilie stammte und an einem unheilbaren Krebs litt, den Weg zu ihm. Dr. Mohs heilte mit seiner Salbe (die ebenfalls aus eine schwarzen Paste bestand) Abe Quisling von einem Tumor im Nacken, der die Größe einer Apfelsine hatte. Die Quisling Familie blieb ihm danach lebenslang dankbar und unterstützte seine Arbeit.

Jeder, der mit der indianischen Salbe arbeitete, hatte seine eigene Theorie über die Ursachen und Heilung von Krebs. So vielfältig die Meinungen waren, so vielfältig waren auch die Kräuter und Tinkturen, die eingesetzt wurden. Manche arbeiteten mit einer schwarzen Paste, andere mit einer Roten oder Gelben. Auch die Tinkturen waren unterschiedlicher Art. Vielen hielten die Rezeptur geheim oder behaupteten, Erfinder der Rezeptur zu sein. Doch meistens gehen die Wurzeln der Salbe immer zurück zu den Ureinwohnern Amerikas.

Die Schwarze Salbe in der heutigen Zeit

Wie Sie feststellen können, hat sich eigentlich seit dem Mittelalter in politisch/medizinischer Hinsicht nicht viel geändert. So wie im Mittelalter die Inquisition der Kirche das Leben der Menschen kontrollierte, kontrollieren heute große Welt-Organisationen wie die FDA, WHO und dder Codex Alimentarius die Gesundheit der Menschen und bestimmen zum größten Teil, was gut und nicht gut für sie ist. Ihr größtes Streben ist es, die Kontrolle über Medizin und Nahrung auf diesem Planeten zu bekommen. Haben sie einmal die Kontrolle, dann haben sie auch die ultimative Macht auf Erden. Sie sind es, die heute schon die Politiker zu seelenlosen Marionetten machen.

Wo dies hinführt, ist nicht abzusehen, aber dass dabei für den Menschen nicht viel Gutes rauskommen wird, ist jedem klar. Heute dreht sich alles nur noch ums Geld. Ob man in Afrika, Asien, Amerika oder in Europa lebt, macht nichts mehr aus, denn die ganze Welt wurde inzwischen vermarktet und der einzelne Bürger hat nur noch einen Marktwert. Je mehr Medikamente er zu sich nimmt, desto höher steigt sein Marktwert.

Es ist zu hoffen, dass die Menschen durch solche preisgünstigen und schonenden Alternativen, wie zum Beispiel die Schwarze

Salbe, aufwachen und sich gemeinsam gegen politische Gesetze stellen, die uns undemokratisch durch EU-Politiker aufgezwungen werden.

Wir dürfen nicht vergessen, dass die Schwarze Salbe noch ein viel größeres Potential in sich trägt, das für die Mediziner und Pharmazeuten weitaus gefährlicher ist, als die Eigenschaft Krebs zu heilen. Die Salbe zeigt nämlich auf, wie dumm die Mediziner sind, denn nach mehr als hundert Jahren Forschung müssen sie nun zugeben, dass eine einfache Kräutersalbe mehr kann als der Onkologe im Krankenhaus und dazu sind sie noch nicht bereit.

Gleichzeitig deckt sie die kriminellen Hintergründe der organisierten Medizin auf. Alle, die diese Salbe bekämpfen und verhindern, dass dieses große Geschenk aus der Natur Anwendung unter den Menschen findet, handeln ausschließlich aus Gier nach Karriere, Geld, und Macht, und machen sich schuldig an einem Verbrechen gegen die Menschheit.

Die Rezeptur

Weil es hierzulande jedem verboten ist, die Schwarze Salbe herzustellen und in Verkehr zu bringen, blieb nur eins übrig: und zwar die Rezeptur der Schwarzen Salbe publik zu machen. Nun kann sich jeder, der keine Chemo, Operation oder Strahlentherapie möchte, sich frei dafür entscheiden, ob er sich die Salbe selbst anrühren möchte.

Nach den zwei Jahren, seit ich die Salbe kenne, habe ich viele E-Mails und Fragen von Menschen bekommen, die ihren Zweifel hatten und sich nicht so recht trauten, die Salbe selbst aufzutragen.

Betroffene möchten natürlich am liebsten mit Begleitung eines Arztes oder Therapeuten Hilfe erhalten, die sie bei der „Eigenbehandlung" mit der Salbe unterstützen. Adressen von Ärzten, von denen wir wissen, dass sie Menschen begleiten, dürfen wir aber nicht herausgeben, weil das auch für die Ärzte oder Therapeuten zu gefährlich ist. Viele Ärzte haben in den letzten hundert Jahren ihre Approbation verloren, weil sie nicht nach den Pfeifen der organisierten Medizin tanzten.

Jeder auf der ganzen Erde sollte Zugang zu den Heilmitteln haben, die er benötigt. Aus diesem Anlass veröffentliche ich hier die Rezeptur der Schwarze Salbe.

Zutaten:

50 g Kanadischer Blutwurz (Sanguinaria canadensis)
50g Thai-Ingwer (Alpina Galanga officinalis)
50g Graviola (Annona muricata)
50 g Chaparral (Larrea divaricate)
250 g Zinkchlorid
25 ml Dimethylsulfoxid (DMSO) – bringt als Träger den Wirkstoff tiefer in die Haut.
25 ml Glycerin – hält die Salbe geschmeidig
500 ml destilliertes oder abgekochtes Wasser

Zubereitung:

Mischen Sie die Kräuter in einem Topf zusammen.
Erhitzen Sie 500 ml Wasser und fügen Sie, sobald das Wasser warm wird, das Zinkchlorid (250 g) hinzu. Rühren Sie so lange, bis das Zinkchlorid vollständig aufgelöst ist.

Bringen Sie das Wasser zum Siedepunkt und fügen Sie nun unter Rühren die Kräuter hinzu. Stellen Sie die Flamme ab und rühren Sie solange weiter, bis Sie eine homogene Masse bekommen haben. Wenn die Masse zu trocken ist, können Sie etwas abgekochtes Wasser zufügen.

Nun rühren Sie das DMSO und das Glycerin dazu. Lassen Sie nun alles 24 Stunden ausreifen, wonach Sie die Salbe in kleine Töpfchen abfüllen können.

Wichtig:

Verwenden Sie keine Metallgenstände. Nehmen Sie Holzlöffel und am besten einen emaillierten Topf oder eine feuerfeste (Glas-) Schüssel mit einem Inhalt von 5 Litern.

Anmerkung zu den Kräutern:

Ich werde nicht jedes Kraut in diesem Buch einzeln beschreiben. Hierzu möchte ich Sie auf das Internet verweisen. Erstaunlich ist schon allein die Information, die Sie dort über Graviola finden werden. Graviola wurde in den 1990er Jahren durch eine namhafte Pharmafirma untersucht. Das Ziel war, die Wirkstoffe von Graviola chemisch nachzumachen um ein Patent darauf erwerben zu können. Man hatte nämlich herausgefunden, dass Graviola 15 Krebsarten heilen kann. Als es dann schließlich nicht gelang den Wirkstoff zu isolieren, verschwanden die Forschungsergebnisse in den Schubladen der Pharmafirma. Fünfzehn Jahre später haben sich Wissenschaftler, die damals an dem Forschungsprogramm mitgearbeitet hatten, sich getraut, darüber zu berichten.

Wenn Sie die Information über Graviola und die anderen Kräuter, die in der Schwarzen Salbe verwendet werden, lesen, dann müssten Sie eigentlich schon wissen, was Sie bei einer Krebskrankheit zu tun haben.

Besorgen Sie sich die Kräuter, und machen Sie sich täglich einen Tee damit, oder füllen Sie die Kräuter in Kapseln und nehmen Sie täglich einige davon.

Verkaufsadressen für die Kräuter kann man googlen oder fragen Sie Ihre Apotheke nach den einzelnen Kräutern.

Wollen Sie die Salbe nicht selber herstellen, dann können Sie die Salbe über folgende Internetadresse in Tschechien bestellen: www.cernamast.eu

Für Therapeuten oder Betroffene geben wir regelmäßig Seminare über die Schwarze Salbe. Die aktuellen Termine finden Sie auf der Internetseite www.schwarzesalbe.com

Aktuelle Heilungsberichte aus den Niederlanden und Deutschland

P.F. van der Meer

06.07.1945

Kootwijkerbroek, Niederlande

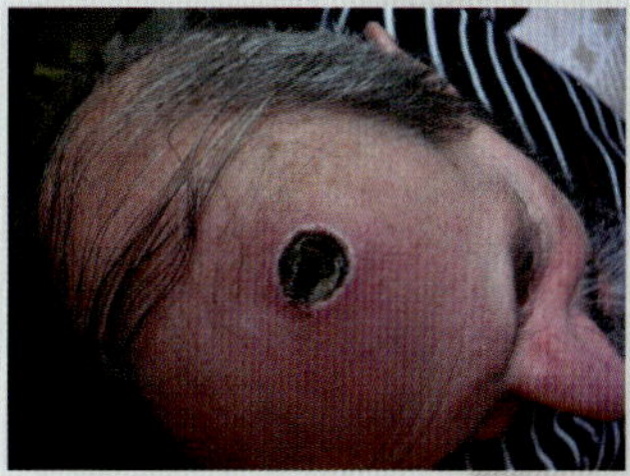

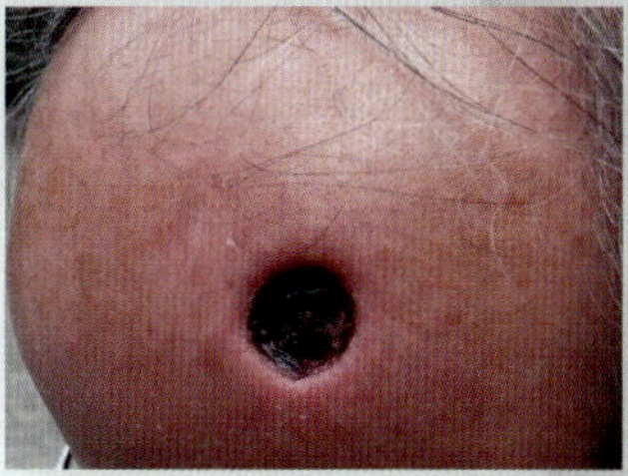

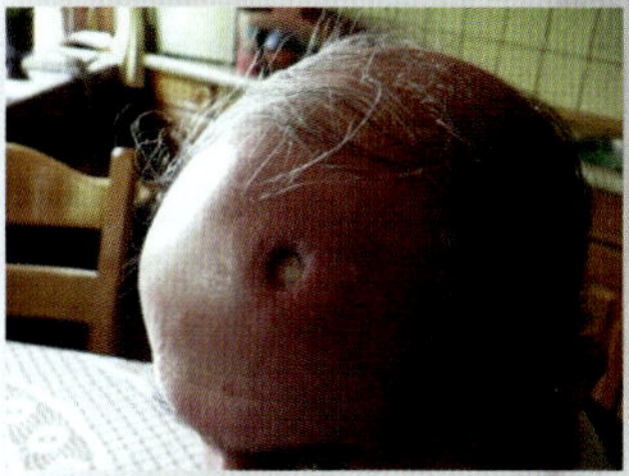

Oben auf meinen Kopf hatte ich schon seit Jahren eine hartnäckige braune Stelle, die sich für eine kurze Zeit mit einer Warzen-Tinktur beseitigen ließ, aber danach wieder zurückkam. Jemand aus unserer Familie hatte genau das Gleiche, aber dann auf seiner Nase. Dies wurde bei ihm durch zwei Operationen im Krankenhaus entfernt. Das hatte ihm viel Schmerzen bereitet und nun hat er eine entstellte Nase übrig behalten.

In „Frontiermagzine“ hatte ich einen Artikel über die Schwarze Salbe gelesen, mir die Salbe direkt bestellt, und einen Infovortrag von R. v.d. B. besucht. Danach habe ich das Buch von Adrian Jones gelesen, der die Schwarze Salbe empfiehlt. Ich habe die Salbe danach auf der Stelle aufgetragen und nach 24 Stunden die Salbe entfernt. Hier sehen Sie das Ergebnis. Ein Krater so groß wie ein Euro.

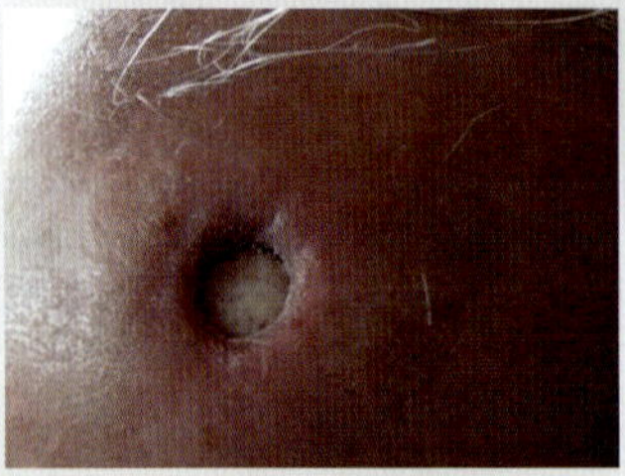

Nach zweieinhalb Wochen fiel die Kruste ab. Die Verdickung rund um den Krater ist schon verschwunden und der Heilungsprozess hatte schon eingesetzt.

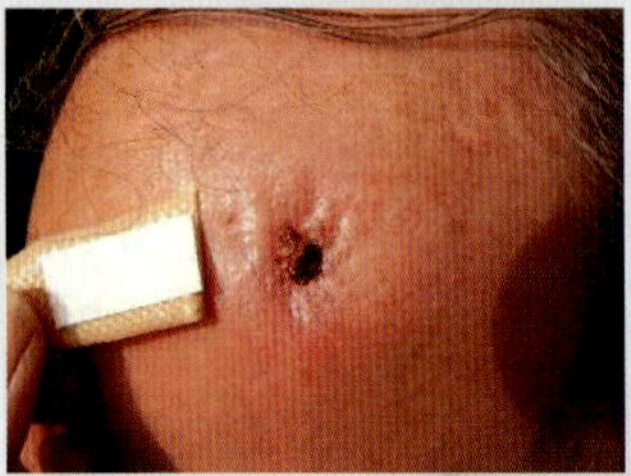

Die Heilung verläuft schnell, wie Sie auf den Fotos sehen können. Diese Fotos wurden drei bis vier Wochen, nachdem die Kruste abgefallen war, gemacht.

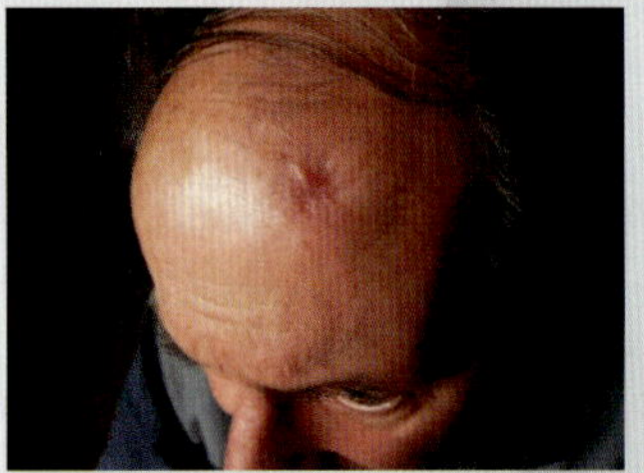

Hier sehen Sie den Fortgang des Heilungsprozesses in der sechsten Woche, nachdem die Kruste abfiel.

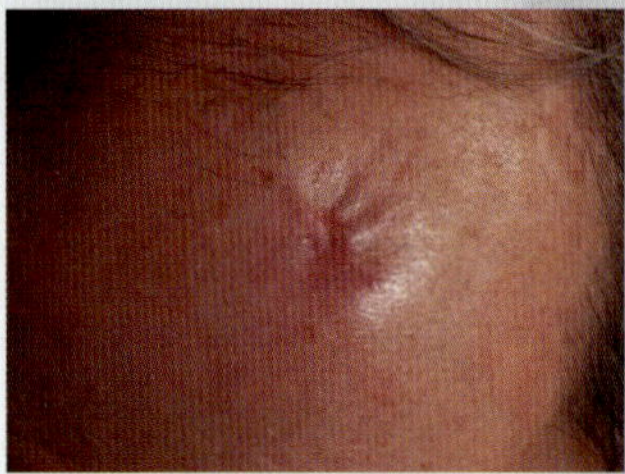

Das Loch ist nun fast geschlossen wie Sie sehen können. Nachdem die Kruste abgefallen war, konnte ich einen Finger in das Loch legen und mit dem Fingernagel auf meinen Schädel kratzen. Auf beiden Fotos schauen Sie in das Loch auf den Schädel.

Während des Tages habe ich immer ein Pflaster auf der Wunde, sodass kein Schmutz reinkommen kann, so brauche ich auch nicht jedem zu erklären, warum ich ein Loch auf meinem Kopf habe. Am Abend habe ich das Pflaster immer abgemacht, damit Luft an die Wunde kommen konnte.

Nun ist das Loch ganz zugewachsen. Es war ein langer Heilungsprozess, aber abgesehen von der Größe des Lochs ist das Selbstheilungsvermögen, das in wenigen Wochen zustande zu bringen, einzigartig.

Ich bin froh, die Schwarze Salbe angewandt zu haben und mir so eine Operation mit Chemotherapie erspart zu haben. Ich gebe zu, die Pharmaindustrie hat an mir nichts verdienen können.

J. v. doorn.
19.09.1966
Bergen, Niederlande

Meine Erfahrung mit der Schwarzen Salbe bei Hautkrebs – sie wirkt tatsächlich!

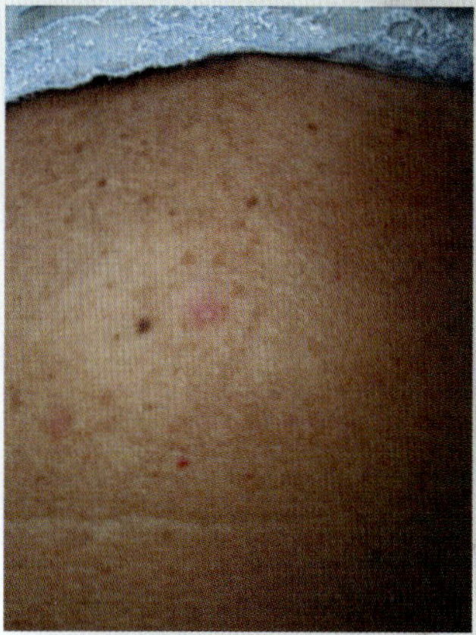

Die Natur hat uns alles gegeben, was wir brauchen. Davon bin ich überzeugt und dass ist auch der Grund, dass ich Biophotonen Therapeut geworden bin. Alles kommt auf die innere Harmonie an, sich in der Mitte zu befinden. Fühlen was in deinen Körper passiert. Verantwortung zu tragen für das, was du bist, was du tust, und wie du lebst.

Bei gesundheitlichen Problemen nicht gleich zur Tablette greifen, sondern die Ursache suchen und auf einer natürlichen Ebene daran arbeiten.

In Juni 20012 bekam ich, mittels einer Biopsie am Bauch, die Diagnose Basaalzel Karzinom. Mein Hausarzt verschrieb mir eine Chemo-Creme, weil er wusste, dass ich gegen Strahlentherapie bin, und eine Operation an dieser Stelle schwierig wäre. Nach seiner Meinung wäre die Chemo-Creme nicht gefährlich und sehr effektiv bei dieser Art von Hautkrebs. Diese Creme geht nur in die Haut und nicht in den Körper, also keine Nachwirkung auf längere Zeit. Ich brauche mir also keine Sorgen zu machen, meinte der Arzt.

Der Beipackzettel warnte jedoch vor Abtreibungsgefahr bei Schwangerschaft und Gefahr beim Stillen – was heißt „keine Sorgen zu machen?“

Dabei hatte ich auf meinen Rücken ein Muttermal, das plötzlich dicker wurde und sich komisch anfühlte. Der Arzt schaute es sich an und meinte, es ist völlig normal. Wenn ich Probleme damit habe, könnte er es abkratzen. – nein danke!

Meine Suche nach alternativen Möglichkeiten brachte mich zur Schwarzen Salbe. Ich habe viele Informationen im Internet gesucht und darüber gelesen. Ich habe auch Gespräche mit Kollegen gehabt und DVDs angeschaut.

Die Schwarze Salbe ist eine Kräutersalbe, die schon bei den früheren Indianern verwendet wurde gegen allerlei Entzündungen, Warzen usw., alles ganz natürlich. Die Salbe grenzt das Tumorgewebe ab und stoppt die Blutzufuhr zu den Tumorzellen. Es entsteht ein entzündungsähnlicher Prozess, wobei sich ein Schorf bildet und die Tumorzellen mit dem Schorf aus der Haut getrieben werden. Gesunde Zellen bleiben von diesem

Prozess ausgeschlossen. Der Tumor fällt nach einigen Tagen aus der Haut raus.

Ich habe es dann selber ausprobiert. Als erstes auf einer Stelle an meinem Bein und auf meinem Bauch, wo ich keinen Hautkrebs hatte. Einfach um zu testen. Nach 24 Stunden habe ich die Salbe abgewaschen und es ist nichts passiert. Die Haut war ein wenig gerötet, aber das war alles. Kein Schmerz und keine Verätzungen.

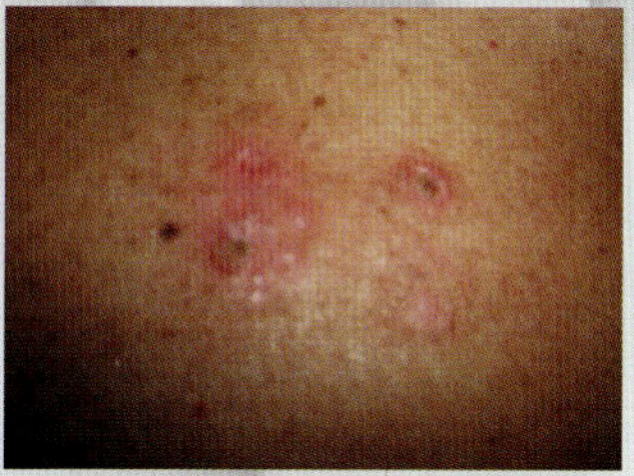

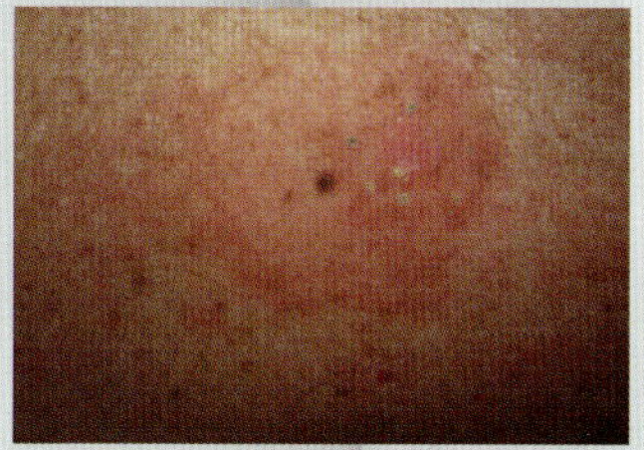

Am ersten Juli 2011 fange ich mit der Behandlung von Hautkrebs auf meinem Bauch an. Dies ist die Stelle, wo es beim Arzt mit angefangen hatte. Es ist nur eine kleine Stelle.

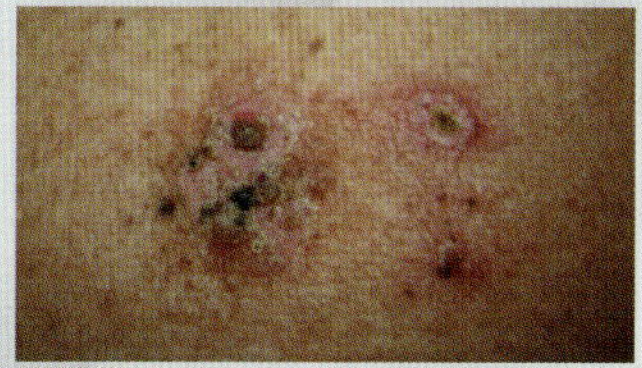

24 Stunden später, am zweiten Juli, habe ich die Salbe abgewaschen und man kann deutlich schwarze und weiße Stellen in der Haut erkennen. Es ist ziemlich schmerzhaft. Ein stechender und brennender Schmerz machte sich einige Minuten nach dem Auftragen der Salbe bemerkbar. Ich fühlte, dass die Salbe wirkte.

Am 8. Juli 2011, der Prozess ist noch im Gange, es entstehen auch Entzündungsprozesse etwas weiter in der Haut, wo ich keine Salbe verwendet hatte. Die Schmerzen sind stark!

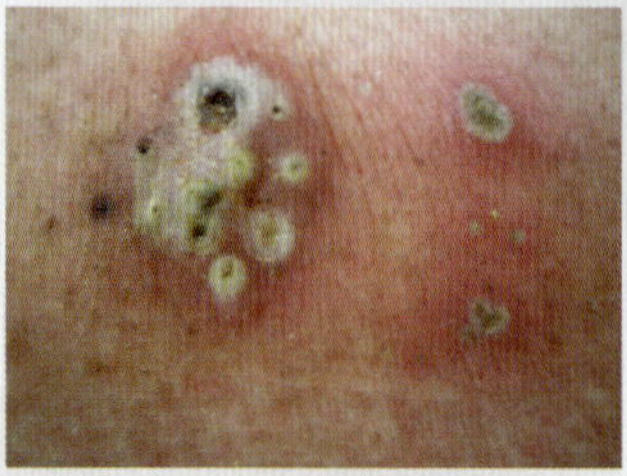

Ich arbeite mit Calendula Salbe um die Haut geschmeidig zu halten und zu heilen.

14. Juli 2011. Der Schmerz wird weniger. Nun habe ich kleine Krusten mit totem Gewebe

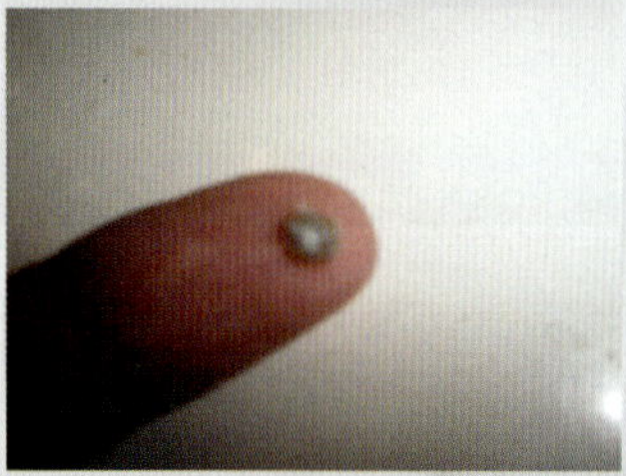

20. Juli 2011. Die Krusten fallen aus der Haut raus. Diese Stelle auf meinen Bauch habe ich öfter mit der Schwarzen Salbe behandeln müssen.

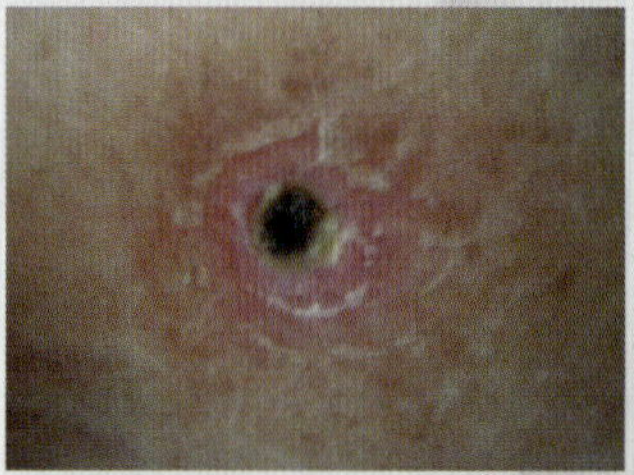

Die Stelle am meinem Rücken habe ich auch behandelt, leider habe ich kein Anfangsfoto. Es sah aus und war so groß wie eine Erbse.

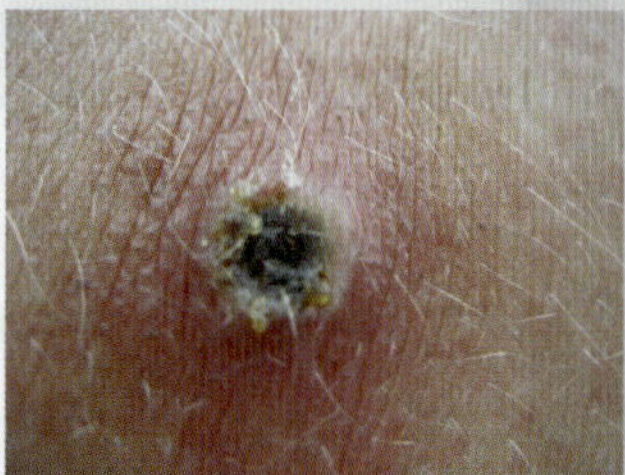

Am 8. Juli, drei Tage nach der Behandlung mit der Schwarzen Salbe, wird der Schmerz immer schlimmer, stechend und brennend. Nun bin ich mir sicher, dass mein Gefühl richtig war. Diese Stelle ist nicht gesund!

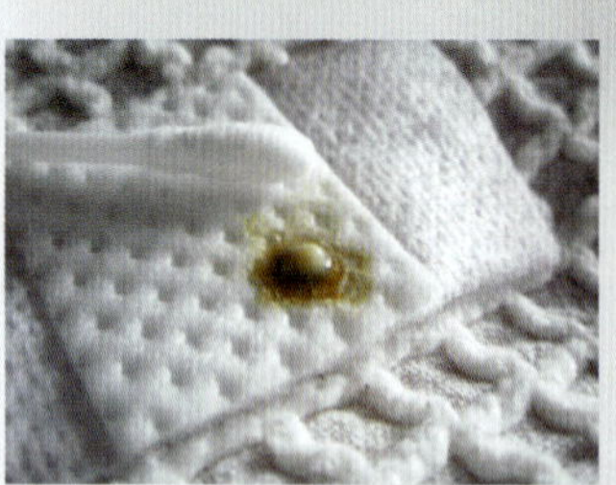

16. Juli 2011. Das nekrotische Gewebe fällt wie ein Klumpen aus der Haut.

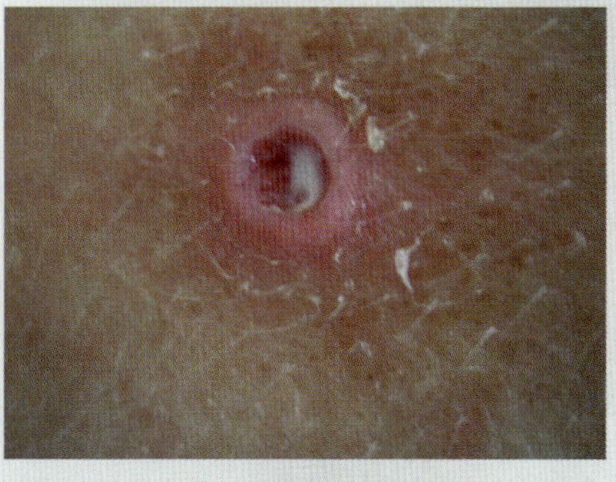

Ich sehe doch noch fremdes Gewebe und mache ein zweites Mal die Schwarze Salbe auf die Stelle.

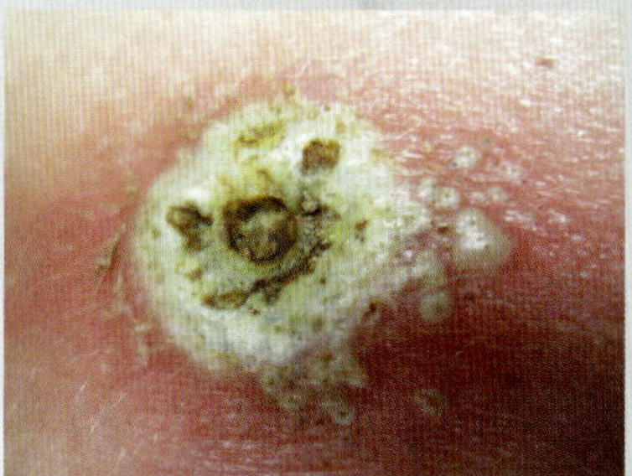

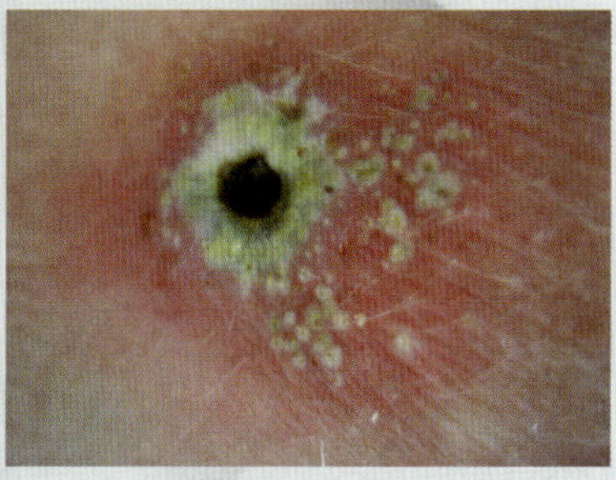

19. Juli. Nun sieht man deutlich, dass überall „Inseln" entstehen. Gut, dass die Salbe dies alles erfasst. Es ist sehr schmerzhaft.

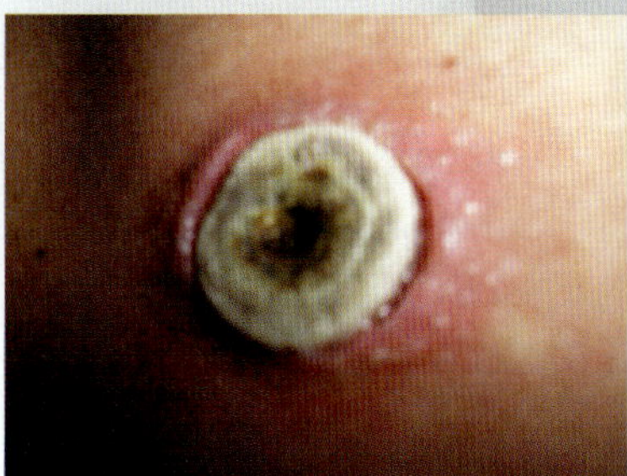

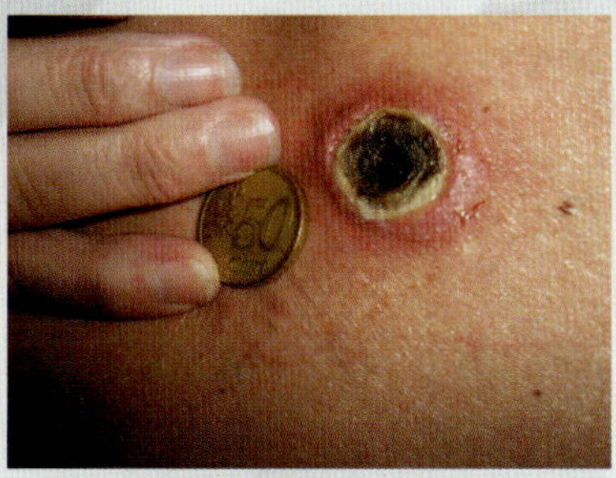

21. Juli. Die Entzündungen reihen sich aneinander und werden ein Ganzes.

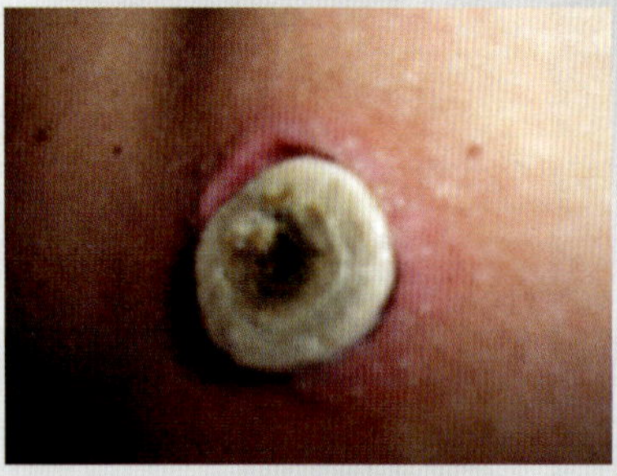

26. und 27. Juli. Wie im Buch oder auf der DVD, es entsteht ein richtiger Klumpen totes Tumorgewebe.

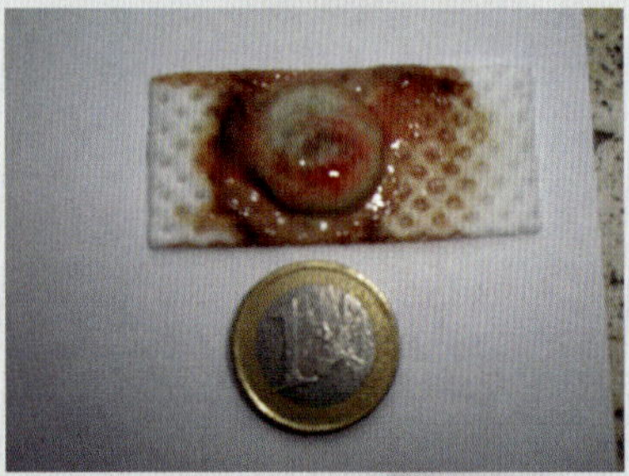

28. Juli. Es fällt fast heraus.

29. Juli 2011. Wauh! Der Tumor ist rausgefallen! So groß und so dick wie eine Euro Münze. Ein sauberes Loch bleibt zurück. Das Tumorgewebe fühlt sich etwas hart und zäh an wie Kaugummi.

Nach zwei Tagen war das Loch schon fast zu

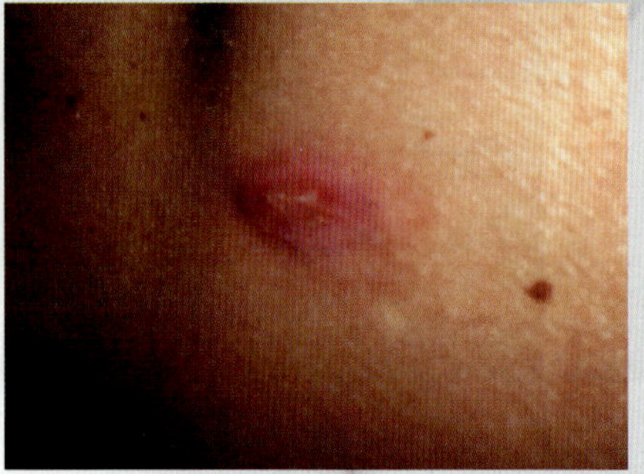

27. August 2011. Fast einen Monat später. Also ohne Chemie kann man sehr effektive Krebszellen selbst behandeln und den Körper seine Arbeit machen lassen. Dann hat man auch keine Proble-

me mit Nebenwirkungen von Chemo-Cremes in kurzen oder längeren Abständen. Welchen Schaden würde das im Körper hinterlassen?

Denn alles was man auf die Haut schmiert, wird durch den Körper aufgenommen und geht durch den Körper. Die Leber muss das alles verarbeiten und abbrechen. Eine Operation birgt auch Gefahren in sich. Man kann schon alles wegschneiden, aber was passiert während so eines Eingriffs? Wo gehen all diese Tumorzellen hin?

Bestrahlen ist sehr ungesund. Dabei werden viele gesunde Zellen kaputt bestrahlt. Und die Strahlen gehen über das Blut und die Lymphe durch den ganzen Körper. An der Stelle der Bestrahlung entsteht später oftmals neues Tumorgewebe.

Zum Schluss mein Rat: Höre auf Deinen Körper. Krebs kommt nicht aus der Luft fallen. Wo kommt es her, was ist die Ursache, welche Organe sind aus dem Gleichgewicht. Was kann ich noch mehr tun?

Viel Erfolg.

J. v. Doorn.

Der folgende Bericht ist durch seine detaillierte Wiedergabe bestimmt für viele sehr lehrreich.

D. O.
17.08.1944
Köln, Deutschland

Vorgeschichte:

Am 13.3.2012 wurde ein dunkelbraunes Zellkonglomerat von der Größe einer halbierten großen Erbse (kreisrund, Durchmesser ca. 8 Millimeter, hoch i. d. Mitte ca. 2 – 2,5 mm) im oberen Drittel meiner linken Brust, im Folgenden der Einfachheit als Leberfleck bezeichnet und ein kleinerer flacher, auf der linken Hüfte mit der Schwarzen Salbe bestrichen.

Nach 24 Stunden habe ich die Salbe wieder abgewaschen.

Es gab keinen Vorbefund. Der Frauenarzt hatte wohl vor ca. 2 ½ Jahren in der linken Brust per Ultraschall eine Unregelmäßigkeit entdeckt, hielt das aber für eine harmlose Veränderung in einem Drüsengang, die man allerdings beobachten sollte. Sowohl der Frauenarzt als auch der Hautarzt hielten die Leberflecken für harmlose Altersveränderungen. Der Fleck an der linken Brust wurde aber stetig dicker und gelegentlich spürte ich ein leichtes Ziehen in der Brust.

Die Haut reagierte auf die Schwarze Salbe moderat. Am kleinen Fleck an der Hüfte rötete sich die Haut kurzfristig etwas, ansonsten keine Reaktion, auch nach dem Abwaschen der Salbe tat sich nichts mehr.

Der Fleck am linken Busen war im Umfeld der Salbe deutlicher aber auch nur mäßig gerötet, auch noch nach dem Abwaschen, aber sonst tat sich nichts, außer, dass ich nach ca. 2 Tagen von der Erhebung des Leberflecks eine ca. 1 Millimeter dicke braune krümelige Kruste ablösen konnte.

Danach trat etwas bräunliche Lymphe aus, die ich abgetupft habe. An den folgenden Tagen konnte ich noch zweimal eine dünne Kruste ablösen.

Dann habe ich erst mal Ruhe gegeben und mir das Buch „Schwarze Salbe" besorgt.

Da stand drin, dass man, je nach Tiefenlage der entarteten Zellen, den Auftrag der Salbe auch schon mal wiederholen und auch darauf achten müsse, dass die Salbe nicht zu trocken sei, weil das den Austritt der Wirkstoffe ins Gewebe behindere.

Ich habe mir dann selbst Schwarze Salbe bestellt. Die war etwas feuchter als die erste; ich habe nochmal ein dünnes, trockenes Häutchen von dem Leberfleck abgezogen, danach war er glatt und dunkel glänzend und habe am 3.4.2012 gegen 22 Uhr erneut Schwarze Salbe aufgetragen.

Die Anwendung:

03.04.2012, 22 Uhr: Nach dem Auftragen der Salbe stellte sich ein leichtes Brennen im Bereich des Salbenauftragens ein.

Tag 1:
04.04.2012 wie oben, ohne weitere Vorkommnisse.
Tag 2:

05.04.2012, 05 Uhr 50: Nach 32 Stunden habe ich das Pflaster abgelöst und die betroffene Stelle vorsichtig mit MMS-Gold[29] (unverdünnt) abgewaschen.

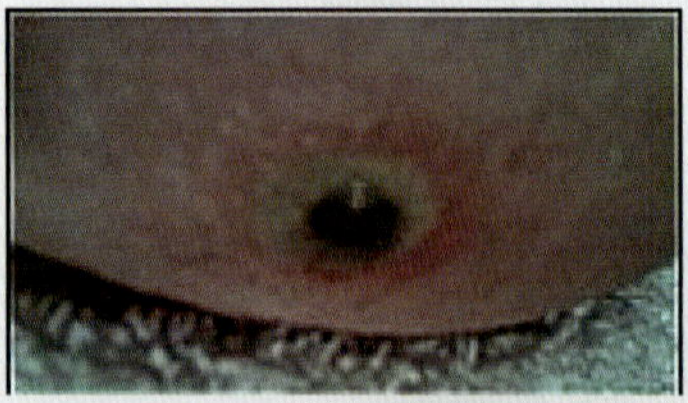

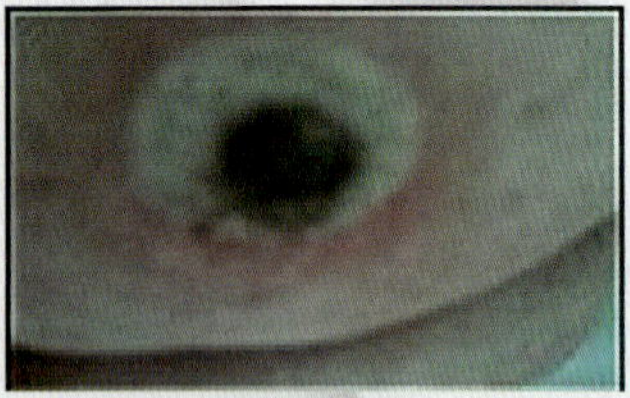

Habe immer wieder zum Desinfizieren die Hautstelle mit MMS-Gold benetzt und mit einem Pflaster abgedeckt. War über Tag recht abgeschlagen und konnte nachts schlecht einschlafen, auch wegen des deutlicheren Schmerzgefühls in der betroffenen Stelle. Vorm Zubettgehen mit einer Spritze MMS-Gold unter das Pflaster gespritzt, um die Wunde sauber zu halten.

Tag 3:

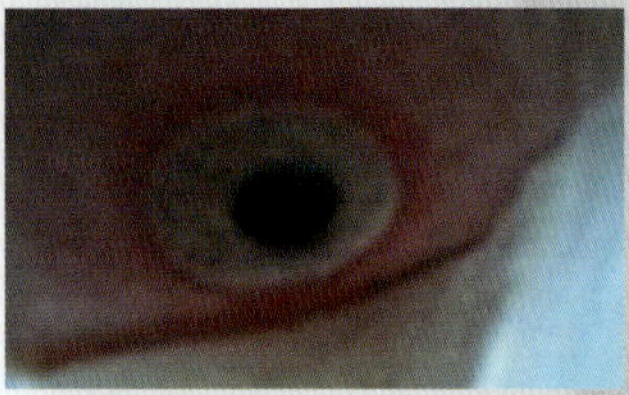

Befund am 06.04.2012 – 6 Uhr

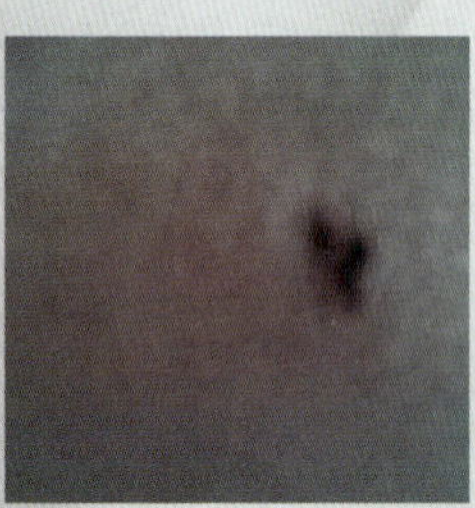

Zum Vergleich: Leberfleck Hüfte links

Heute ist der dunkle Fleck mit dem weißlichen Hof von abgestorbener Haut (Gesamtgröße des Gebildes etwa die eines 50-

[29] MMS-Gold, ist ein Wasserreiniger. Der Wirkstoff, ein Gemisch ionisierter Mineralien. Die leicht säuerlich schmeckende, adstrin gierende Flüssigkeit ist germizid, viruzid und eliminiert Schadstoffe aller Art aus dem Wasser.

Cent-Stück) ins umgebende, stärker gerötete gesunde Gewebe etwas eingesunken (knapp 1/2 mm); auf dem Foto sieht man die Absenkung nicht so deutlich. Die Rötung und Schwellung um den Befund herum erfasst die ganze obere Hälfte der Brust. Dieser Bereich ist erträglich, aber deutlich schmerzhaft, ein stechend-brennender (Entzündungs-)Schmerz, der bis in die Achselhöhle und von da den Arm runter zieht. Die untere Hälfte der Brust ist schmerzfrei.

Ein Nebenkriegsschauplatz: Meine Polyarthritis in den Ellenbogen- und Handgelenken macht „Sympathiekundgebungen".

Mein Eindruck von dem Befund an der Brust ist, dass das umgebende gesunde Gewebe stark durchblutet und daher geschwollen ist und dass das Befundgewebe tot ist, weiß abgestorben, mit dem Leberfleck in der Mitte, der eine stumpfe Schwarzfärbung hat.

Habe den Befund gegen 11 Uhr mal mit der Power-Tube gezappt, 3x7 Min. (li. Brust-li. Hand)
Insgesamt bin ich unauffällig, aber schon etwas niedergeschlagen, wie gestern auch.

Gegen Abend Gewebe um den weißen Hof ca. 1 – 1,5 mm breit stark gerötet. Sieht so aus, als ob sich der äußere Rand des weißen Hofes wie eine feine Kruste aufschlüsselt.

Gegen 22 Uhr Power-Tube (3 x 7 - li. Brust-li. Hand) und nachts den Befund wieder mit MMS-Gold desinfiziert.
Nicht optimal ein- und durchgeschlafen, Brust ist deutlich entzündet, der Schmerz zieht in den linken Arm und weniger intensiv auch in den Rechten. Es ist ein deutlicher Entzündungs-

schmerz, aber nicht so, dass man Schmerzmittel nehmen müsste. Insgesamt fühle ich mich wie bei einer mittleren Grippe, auch leichter Kopfdruck.

Tag 4:

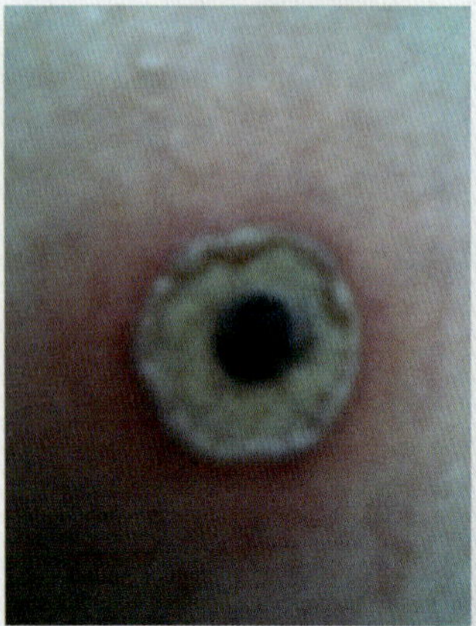

7.4. wie 6.4., der Körper arbeitet wie bei einer Grippe. Der Hautbefund ist wie am 6.4., der äußere Rand um den weißen Hof, der sich schmutzig gelblich verfärbt hat, ist jetzt ca. 1mm breit und ca. 0,5 mm hoch, es hat den Eindruck, als hätte sich das nekrotische Gewebe um den Leberfleck entsprechend weiter abgesenkt ins umgebende entzündete Gewebe.

Befund am 07.04.2012 – 11 Uhr
Mittags: Schwellung und Rötung der linken Brust hat noch zugenommen, auch deutlicher Temperaturanstieg im Gewebe; linke Brust ca. ¼ - 1/3 größer als die Rechte. Deutlicher Entzündungsschmerz, der aber auszuhalten ist, strahlt durch den ganzen Schultergürtel in die Arme; auch die Polyarthritis in den Ellenbogen- und Handgelenken ist deutlich aktiver.

Gelegentliche Stiche in der betroffenen Brust. Insgesamt sehr Niedergeschlagen, auch Druck ab Oberkiefer bis in den oberen Hinterkopf ausstrahlend.

Muss mich nach einem späten Mittagessen und Spaziergang gegen 18 Uhr 30 hinlegen, zwei Stunden „schwer“ geschlafen. Danach ist mir besser, Befunde die gleichen, aber nicht mehr so ganz niedergeschlagen. (3 x 7) Min. gezappt im Wechsel li. Brust-li.Hand und li.Brust-re.Hand insgesamt jede Hand drei mal.

Wunde für die Nacht mit MMS-Gold versorgt durch Einspritzung ins (Gotapore-)Pflaster. Ganz ordentlich geschlafen. Man kann die unwillkürlich durch Seitenverlagerung im Schlaf entstehenden Schmerzen in der geschwollenen Brust minimieren, indem man den BH anlässt und so die Bewegungen der Brust einschränkt.

Tag 5:
Befund am 08.04.2012 – 7 Uhr 30

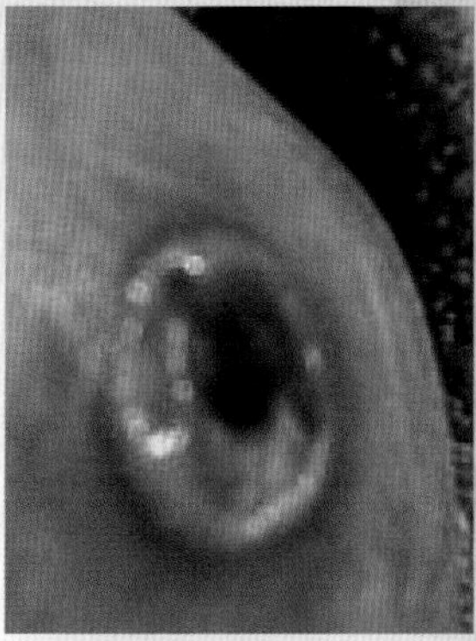

Heute morgen (8.4.) Rötung, Schwellung und Temperatur der Brust deutlich zurückgegangen. Es scheint, als wäre gestern die Krise gewesen. Auch das „Power-Zappen" scheint den Prozess zu unterstützen.

Hinter dem nekrotischen Hof sammelt sich Sekret. Der Leberfleck selbst scheint aber noch fest mit dem dahinter liegenden Gewebe verbunden. Habe mit MMS-Gold desinfiziert und das Pflaster (DracoPor soft) mit einer Mischung aus frischem Urin und MMS-Gold hinterspritzt. Werde das tagsüber wiederholen, sooft das Pflaster getrocknet ist. Müsste die Wunde trocknen und den Abstoßungs- und Heilungs-Prozess beschleunigen.

Zweiter Nebenkriegsschauplatz: An einer minimalen Hautunreinheit 8 mm unter der Unterlippe links der Mitte (das ist die

Stelle, an der der Herpes von ca. 50 Jahren zum ersten Mal ausgebrochen ist) scheint sich der Herpes zu rühren, habe damit seit ca. 1 Jahr nichts mehr zu tun gehabt. Das Immunsystem scheint mit dem Prozess in der Brust voll ausgelastet zu sein.

Über Tag mehrfach Power-Tube (3x7) Min. gezappt im Wechsel li. Brust-li.Hand und li.Brust-re.Hand, sowie 2x an der Unterlippe und 1x an der Grube unterhalb des Kehlkopfes.

Brust für die Nacht mit einer Auflage mit gekochtem Urin(sog. Viertelharn)[30] + MMS-Gold versorgt, Unterlippe mit Kristallsalzsole bestrichen.

Tag 6:

Befund am 09.04.2012 - 8 Uhr 30

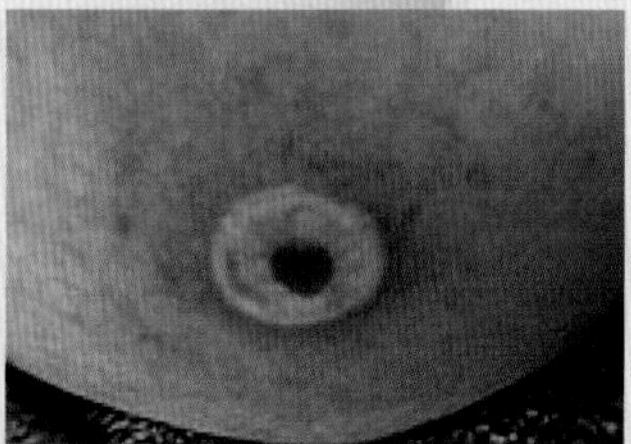

Recht ordentlich geschlafen. Brust noch geschwollen, aber geröteter Bereich hat sich reduziert auf ein Areal von 5x5 cm; dieses Areal ist, von oben betrachtet, (1,5 cm) rechts neben und (2 cm) unter dem nekro-tischen Kreis mit einer Schenkellänge von je 5 cm fast rechtwinklig begrenzt, oben und links verläuft die Rötung diffus in einem Halbkreis mit Abstand von 2 cm oberhalb und von 2,5 – 3 cm links des nekrotischen Kranzes nach unten. -Auf den Fotos kommt das nicht so gut rüber. Um den nekrotischen Kranz herum ist die Rötung intensiver geworden mit einem Stich ins Bläuliche. In der Tiefe unter dem nekrotischen Befund

---

[30] Auf ein Viertel der Ausgangsmenge eingedampfter Urin, siehe Osterhagen/Schuler: Shivawasser – Selbstheilung mit dem Superharn, München 2010. Erhältlich im Jim Humble Verlag.

ist das Gewebe ellipsenförmig (ca. 4 cm breit x 3,2 cm hoch) verhärtet. Das ganze erscheint wie ein in der Brust liegendes Drachen-Auge, von dem außen nur die von einem roten Hof umgebene (gelblich-weiße) Iris mit der schwarzen (Leberfleck-) Pupille hervortritt.

Außer, dass der nekrotische Ring mit Sekret gefüllt zu sein scheint, zeigen sich noch keine Ablösungserscheinungen. Auch der Leberfleck und ein kleiner Abschnitt des nekrotischen Kranzes (in der Draufsicht links vom Leberfleck, siehe mittleres Bild) scheint noch mit dem Gewebe fest(er) verbunden. In dem Drachenauge sticht und zieht es. Die übrige Brust ist weniger betroffen.

Die Herpesschwellung an der Unterlippe ist so gut wie weg, ein kleiner, erbsengroßer Hautbefund, Rötung mit gelblichem Schorf, ist in der Abtrocknungsphase. Die Lymphdrüsen unter dem linken Unterkiefer sind minimal druckschmerzhaft.

Werde heute mit Vietelharn-Auflagen und Power-Tube weiter behandeln und mal im Bett bleiben. Ich bin zwar frischer als an den Tagen zuvor, aber der Körper sollte doch wohl auch mit Ruhe unterstützt werden.

Seltsamerweise tut mir heute der untere Rücken weniger weh, dafür zieht es deutlich zwischen den Schulterblättern.

Powertube-Einsatz wie zuvor: Brust, Unterlippe, Mundboden Befund für die Nacht mit Viertelharn-Auflage und MMS-Gold versorgt.

Tag 7:
Befund am 10.04.2012 – 10 Uhr 30

Nachts gut geschlafen. Entzündungsgeschehen im Herpes-Befund a. d. Unterlippe leicht aktiver; Drüsen im linken Mundboden immer noch leicht druckschmer-zhaft; Kriststallsalz-Sole scheint die Sache weniger gut in Schach zu halten als MMS-Gold. Nach Besprü-hen mit MMS-Gold trocknet die Wunde schnell ab und das Entzündungsgefühl geht spürbar zurück.

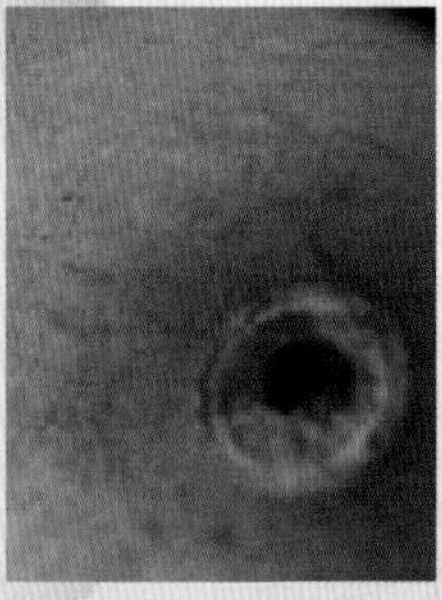

Befund am „Drachenauge“ wie gestern; die Entzündung in der Brust insgesamt geht weiter zurück, auch die Schwellung. Das tastbare „Drachenauge“ hat die gleiche Größe wie gestern. Kleine Fissuren zwischen dem nekrotischen Kranz und dem umgebenden entzündeten Gewebe scheinen den Beginn des Ablöseprozesses anzudeuten. Leichter Sekretaustritt im nekrotischen Gewebe, das sich inzwischen ins bräunlich-olivfarbene verfärbt hat (kommt auf den Bildern nicht so gut rüber). Die Brust ist schmerzfrei, der Befund selbst ist geringfügig druckschmer-zhaft und gelegentlich fängt er an zu jucken; die Brust hat normale Temperatur, nur das Drachenauge ist wärmer als das umgebende Gewebe; gelegentlich ist ein leichtes Ziehen im Drachenauge spürbar, aber alles sehr unterschwellig.

Befund für die Nacht mit Viertelharn-Auflage + MMS-Gold abgedeckt. Herpes mehrfach über Tag mit MMS-Gold (unverdünnt) besprüht. Habe festgestellt, dass das die beste Art ist, ihm beizukommen, besser als Kristallsalzsole. Das MMS-Gold wirkt in alle erforderlichen Richtungen: es bekämpft sehr wirkungsvoll die Viren, führt zur raschen Abschwellung und Rückgang der Entzündung und trocknet die verschorfte Hautverletzung dauerhaft.

Tag 8:
Befund am 11.04.2012 – 06 Uhr 30

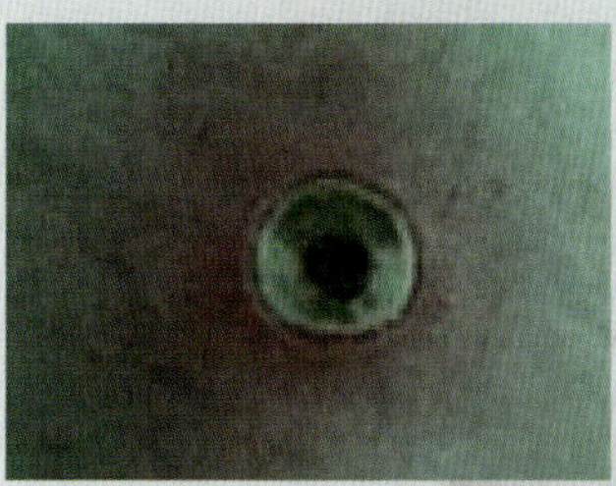

Gut geschlafen. Wunde mit MMS-Gold gereinigt. Vom umgebenden Gewebe löste sich ein dünner Hautfilm. Aus dem nekrotischen Gewebe tritt geringfügig gerötetes Sekret aus. Man sieht deutlich, dass sich das nekrotische Gewebe vom umgebenden (noch mäßig entzündeten) gesunden Gewebe absetzt. Der Bereich unter dem sichtbaren Befund ist noch geschwollen. Statt des früheren Zerrens und Stechens juckt es jetzt häufiger in dem betroffenen Bereich. Der gekochte Urin tut, was er soll, und sorgt für eine beschleunigte, problemlose Heilung. Ich rate dringend davon ab, dem Ablösungsprozess nachzuhelfen, indem man an dem nekrotischen Gewebe rumstochert oder mit der Pinzette zupft. Das provoziert Vernarbungen.

Wunde mit MMS-Gold besprüht (ich nehme es immer pur) und mit einer Viertelharn-Auflage abgedeckt, die ich mit einem großen DracoPor-soft-Pflaster befestige. Tagsüber spritze ich mit einer Insulinspritze Urin vermischt mit ein paar Tropfen MMS-Gold nach, wenn ich das Gefühl habe, dass die Auflage abgetrocknet ist. Die Nadel der Spritze vorsichtig durch das Plaster in die Auflage einstechen und dann entleeren.

Ich denke, in zwei Tagen könnte der Ablösungsprozess abgeschlossen sein.

Habe mir gestern bei „youtube“, Stichwort: Schwarze Salbe oder Black Salve, diverse Videos zur Schwarzen Salbe angesehen. Leider alle auf Englisch, aber die meisten gut zu verstehen. Sollte man aber durchaus ansehen, auch wenn man nicht alles versteht, was gesprochen wird, denn sie zeigen und bestätigen, dass man auf dem rechten Wege ist und alles normal verläuft. Auch die Informationen und Anwenderberichte auf der Internetseite: www.blacksalveinfo.com/internalbs.htm sind sehr lesenswert (leider auch nur in Englisch). Sollte man durchaus mehrfach lesen, dann weiß man alles, was man wissen muss. Dort wird auch mitgeteilt, dass es keinen Zweck hat, das abgelöste nekrotische Gewebe im Labor untersuchen zu lassen:

> *There is no way to "tell" after two days because the cancer cells are killed off in the process. A biopsy will find nothing. This is why we encourage good diagnostics in the early stages (by a qualified physician) - perhaps even a biopsy.*
>
> Übers.: Es gibt kein Verfahren zur nachträglichen Klärung, denn die Krebszellen sind durch das Verfahren abgetötet worden. Das ist der Grund, warum wir sehr dazu raten, frühzeitig eine gut abgesicherte Diagnose einzuholen (durch einen qualifizierten Arzt) und wenn möglich auch eine Biopsie machen zu lassen.

In den Videos und Anwenderberichten wird auch darauf hingewiesen, dass insbesondere bei „reagierenden“ Leberflecken und anderen Muttermalen, die einige Anwender schon von Geburt an hatten, sowie bei Warzen es sich nicht unbedingt um bösartige Tumorzellen handeln muss, sondern ein nicht bösartiges Virusgeschehen vorliegen kann.

Tag 9:
Befund am 12.04.2012 – 07 Uhr

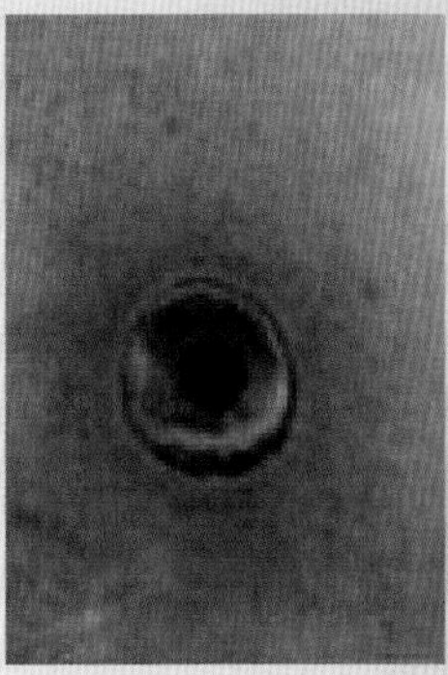

Gut geschlafen. Brust generell – bis auf unmittelbaren Befund - abgeschwollen und schmerzfrei. Auflage über Nacht mäßig mit blutigem Sekret getränkt. Die Bilder zeigen deutlich, dass sich das nekrotische Gewebe vom Rand nach innen vom noch entzündeten gesunden Gewebe abzulösen beginnt. Das Drachenauge hat sich etwas verkleinert.

Der Herpes hat sich wieder in die Kaserne zurückgezogen, ganz los wird man ihn ja wohl nie. Haut heilt mit MMS-Gold gut ab.

Insgesamt fühle ich mich deutlich fitter als in den Wochen zuvor. Ich bin morgens deutlich schneller wach und auf den Beinen, d.h. ohne halbwach und mit Schwere am Bett zu kleben und mit dem Aufstehen zu ringen. Was immer sich da in oder unter dem Leberfleck verborgen hat, irgendeine große Belastung des Systems scheint abgebaut. Vielleicht liegt es auch daran, dass – egal was mit dem Leberfleck los war – die Salbe das Immunsystem gewaltig in Schwung gebracht und im Körper generell aufgeräumt hat.

Befund am 12.04.2012 – 19 Uhr

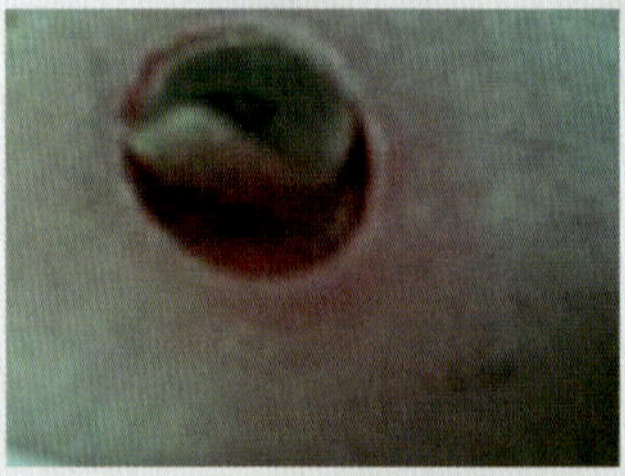

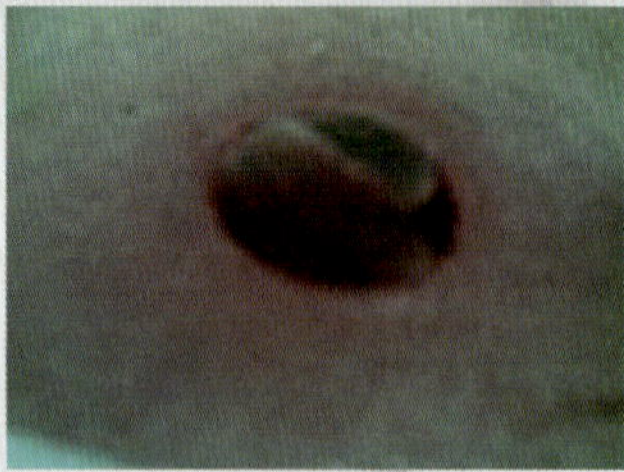

Die Abstoßung des nekrotischen Gewebes beginnt. Der Krater ist fast 1 cm tief. Was da raus kommt ist schon heftig! Ich hätte nicht erwartet, dass der nekrotische Befund so weit in die Tiefe geht. Da scheint auch noch Masse aus der Tiefe rauszukommen, sieht aus wie Fettgewebe, ist im unteren Teil, rechts, des Kraters schwach zu erkennen. Ich mache weiter Auflagen mit gekochtem Urin und ein paar Tropfen MMS-Gold. Keine Schmerzen, nur ein leichtes Jucken in der Wunde.

Tag 10:
Befund am 13.04.2012 – 07 Uhr 30

Das abgestorbene Gewebe löst sich aus dem Krater, aber das braucht Zeit. Habe es vorsichtig angehoben, um einen Einblick in den Krater zu bekommen, das sollte man, wenn überhaupt, sehr vorsichtig machen und keinesfalls an dem toten Gewebe zerren, etwa um den Ablösungsprozess zu beschleunigen. Man sieht im rechten Bild deutlich, dass der Ausscheidungsprozess aus dem umgebenden Gewebe noch nicht abgeschlossen ist.

Ein ca. 2-3 mm dicker Gewebestrang scheint noch aus dem gesun-den Gewebe ausgesondert zu werden, während sich das rest-liche nekrotische Gewebe - bis auf das obere Drittel - schon gelöst hat.

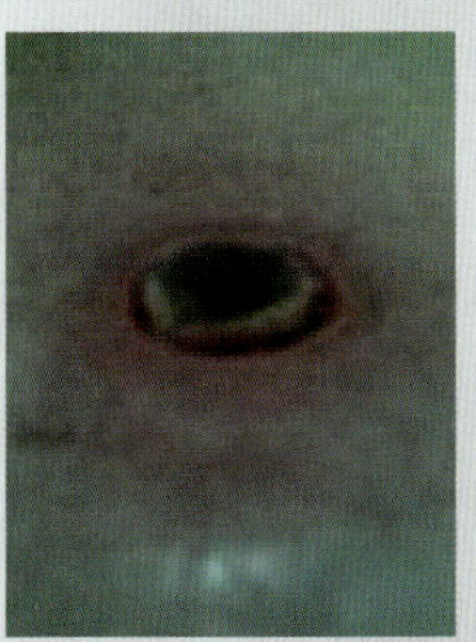 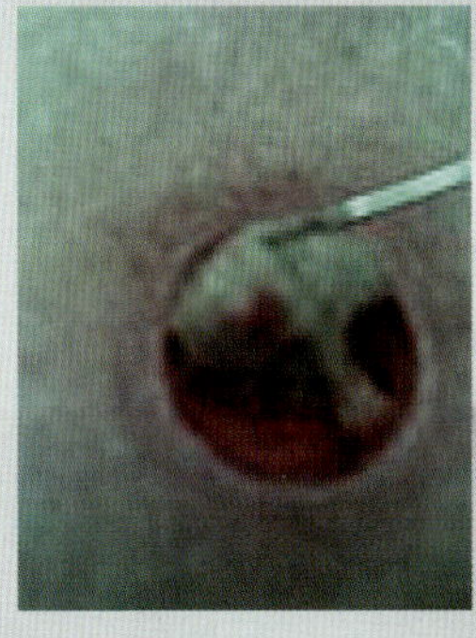

Die Ausscheidung von „kritischer Masse“ kann, wie ich inzwischen im Buch von Frau Naimann gelesen habe, auch durchaus noch längere Zeit in Anspruch nehmen. Sie berichtet von den „Salbenärzten“, dass diese empfehlen, den Krater nach vollständiger Ablösung des „Schorfes“ noch eine Weile mit Zugsalben weiter zu behandeln, weil in vielen Fällen immer noch kritisches Sekret und kritische Masse abgesondert würden.

Sie berichtet auch von versierten Anwendern, die sich häufiger mit Schwarzer Salbe eine „Öffnung“ schafften, um dort über einige Zeit kritische Substanz aus dem Körper auszuscheiden.

Eine Krebspatientin habe durch eine solche „Öffnung“ oberhalb der Leber einen großen Tumor aus der Brust ausgeschieden. Das klingt phantastisch, aber nach dem, was ich an meiner Wunde erlebe, möchte ich das nicht von vornherein in die Abteilung „Spinnereien“ verweisen.

Ich habe daher heute morgen in dem mit einigen MMS-Gold-Tropfen versetzten Viertelharn ein linsengroßes Klümpchen von der schwarzen Salbe aufgelöst, um den Absonderungsprozess zu unterstützen. Das hat etwas deutlicher gezwackt in der Wunde und danach gejuckt. Nach ca. 20 Min gab sich das.

Tag 11:
Befund am 14.04.2012 – 07 Uhr 30

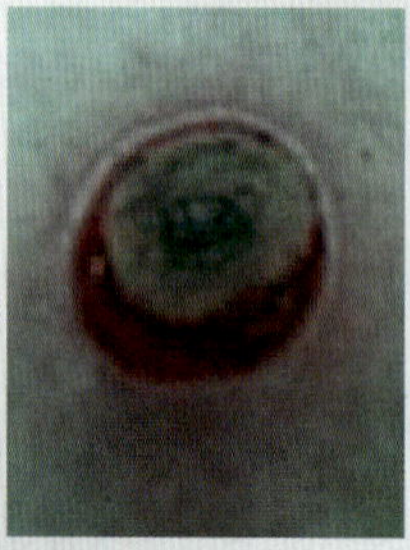

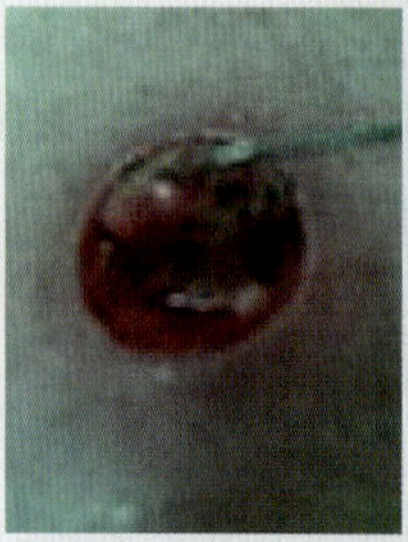

Morgen deutlich mehr mit Blut durchsetztes Sekret im Verband. Der Ablösungsprozess schreitet in Millimeterschritten langsa-mer voran als erwartet.

Der Schorf hat sich im oberen Viertel jetzt zwar deutlich vom Kraterrand abgesetzt, sitzt in diesem Bereich ansonsten aber noch sehr fest. Im weitgehend abgelösten mittleren Drittel noch deutlich erkennbare Gewebebrücken ins gesunde Gewebe, da scheint immer noch was heraus gefördert zu werden. Wunde gereinigt mit MMS-Gold und mit Vier-telharn-Auflage + MMS-Gold + gelöster schwarzer Salbe versorgt. Nach einiger Zeit fängt Wunde an zu jucken.

Habe die Wunde vor dem Duschen mit einem wasserdichten Gota Por-Pflaster versorgt und das wohl zu lange drauf gelassen. Beim Abziehen ist ca. 1 cm unterhalb des Kraters ein kleines Areal der Oberhaut am Pflaster hängen geblieben, das brennt bei Berührung, was die Wundversorgung nicht einfacher macht.

Habe die Wunde und die umgebende Haut mit Ghee[31] gereinigt und versorgt und weiter mit Viertelharn behandelt. Gegen Abend war der Bereich wieder schmerzfrei.

Tag 12:

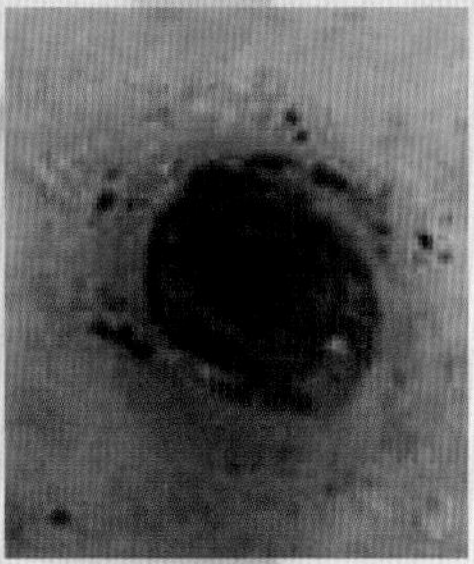

Habe heute (15.4.) Nacht (03 Uhr) den oberen Rand des Kraters nochmal mit Schwarzer Salbe bestrichen, um den Ablösungsprozess weiter anzustoßen, und die Wundauflage mittels einer Spritze nochmal mit Viertelharn getränkt. Mit einem Wattestäbchen kann man die Salbe ganz gut dosieren und auftragen, insgesamt habe ich ein etwa erbsengroßes Klümpchen Salbe auf den oberen Wundrand gestrichen. Ca. eine Stunde passierte wenig, dann fing das Gewebe an zu schmerzen; es zieht und bohrt in der Wunde, als würde man versuchen, den Schorf gewaltsam abzureißen. Der Schmerz zieht bis in die Achselhöhle und erzeugt ein „dumpfes Echo“ im Rücken neben dem linken Schulterblatt, im Ayurveda eine prominente Ama[32]-Zone. Nach wie vor sind die Schmerzen aber ohne Schmerzmittel auszuhalten. Ich bin nach der Wundbehandlung auch wieder gut eingeschlafen.

Der heute Nacht angestoßene Prozess dauert heute Mittag noch an.

---

[31] Geklärtes Butterfett, ayurvedisches Entgiftungs- und Hautheilmittel, im Ayurveda auch „zweite Haut“ genannt.

[32] Ayurvedische Bezeichnung für Schlacken, Ablagerungen.

Befund am 15.04.2012 – 13 Uhr

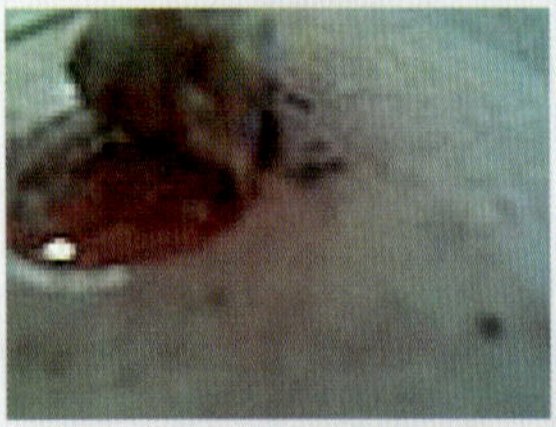 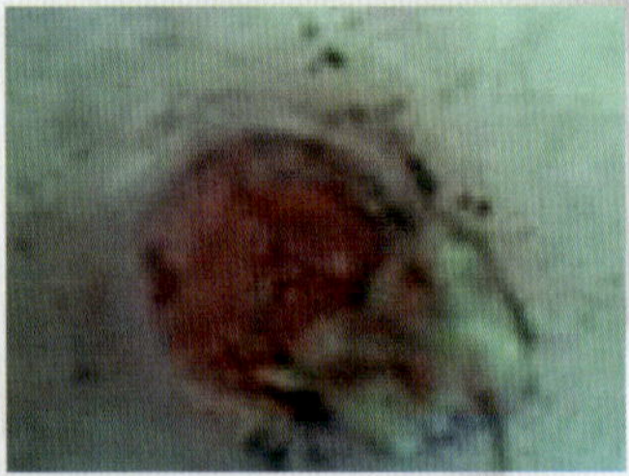

Habe gegen 13 Uhr die Wunde versorgt. Der Ablösungsprozess ist weit fortgeschritten. Der Schorf ist ganz aus dem Krater gelöst und hängt nur noch am oberen Rand fest (in der Draufsicht auf der Strecke von 12 Uhr 30 bis 15 Uhr). Auf dem rechten Bild sieht man deutlich auch noch eine faserige „dentritische" Gewebebrücke ins gesunde Gewebe.

Habe den Wundrand im Bereich der Anhaftung des Schorfes nochmal mit Schwarzer Salbe bestrichen und mit einer Auflage mit Viertelharn abgedeckt. Wieder mit einer gewissen Verzögerung beginnt die Wunde zu ziehen und zu stechen mit Ausstrahlung nach oben und rüber in die linke Achselhöhle, begleitet von einer Art dumpfem Ziehen in den Ama-Zonen zwischen den Schulterblättern, besonders links, aber gelegentlich auch rechts.

Spürbar rumort es auch in den Fingergelenken, an den Tagen zuvor waren es mehr die Ellenbogen- und Daumengrundgelenke. Die Herpeswunde heilt zügig ab.

Tag 13:
Befund am 16.04.2012 – 13 Uhr

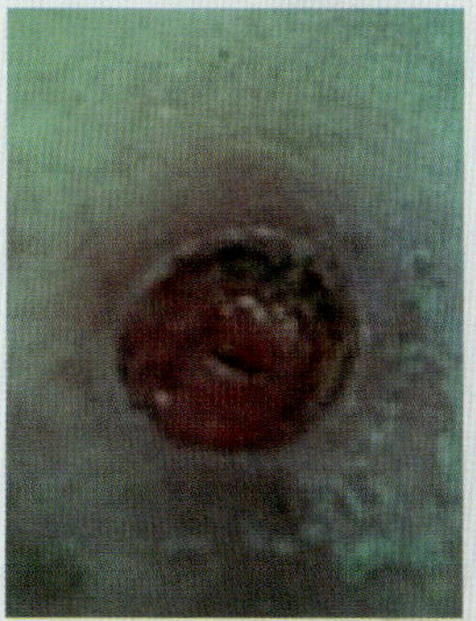 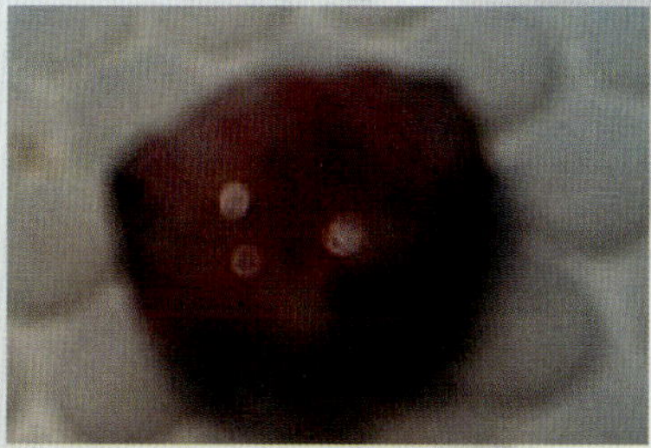

Heute Mittag Wundverband entfernt. Schorf löste sich beim vorsichtigen Anheben.

Der nahe Bereich um den Krater herum ist noch entzündet.

Im Krater befindet sich blutig, schleimiges Sekret und geringfügige Anhaftungen, die wie nekrotisches Gewebe aussehen, besonders am oberen Kraterrand zwischen 12-15 Uhr, wo der Schorf am längsten festsaß und ich gestern Mittag nochmal Schwarze Salbe aufgetragen habe.

Um den Krater herum ist die Haut mit nekrotischem Gewebe (weißen Bläschen) übersät, wie man auf den ersten zwei Bildern gut erkennt. Ich habe den Eindruck, dass sich hier durch den erneuten Salbenauftrag gestern Mittag Pusteln gebildet haben, auf denen sich das Gewebe nekrotisch ablöst.

Habe die Wunde mit Ghee gereinigt, mit MMS-Gold besprüht und mit einer Auflage mit Viertelharn abgedeckt, den ich mit 1/8 Teelöffel Kurkuma vermengt habe. Ich habe keine Schmerzen; ganz unterschwellig arbeitet es in der Wunde, ist ein undefinierbares aber nicht unangenehmes Gefühl.

Mittags und abends je zwei Kapseln Indian Herbs genommen. Magenmäßig gut vertragen.

Tag 14:
Wunde über Nacht mit MMS-Gold und Viertelharn versorgt, gut geschlafen.

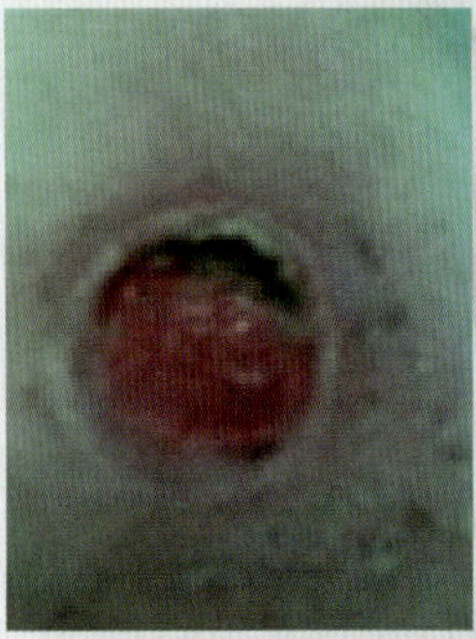

Wundkrater sondert immer noch, wenn auch in geringen Mengen, schleimiges, geringfügig blutbeaufschlagtes Sekret ab. Wundrand hat sich etwas zusammengezogen, sodass er sich leicht über den Krater wölbt. Das Gewebe in der Wölbung ist schwarz verfärbt, mglw. Reste der Salbe, und im Bereich von 11 bis 16 Uhr sitzt auch noch nekrotisches Gewebe.

Die Wunde ist aber geruchs- und schmerzfrei und juckt leicht. Wunde mit Viertelharn und MMS-Gold versorgt.

Befund am 17.04.2012 – 18 Uhr
Die Wunde ist weitgehend sauber, sie ist schmerz- und geruchsfrei. Man sieht aber deutlich zwischen 10 und 15 Uhr einen Rest nekrotischen Gewebes im Krater und den andauernden Entzün-dungszustand im dahinter liegenden gesunden Gewebe.

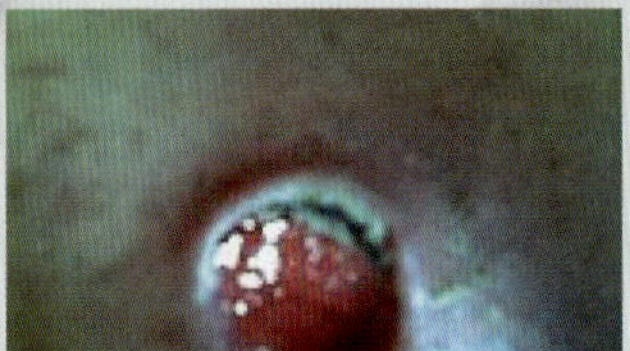

Bei 10 – 11 Uhr ist auch gut erkennbar, dass sich der Wundrand über die Nekrose zu schieben beginnt.

Nach allem, was ich bei Frau Naiman gelesen habe, sollte ich mit der Salbe in dem Bereich weiter machen. Die Salbenärzte, von denen sie berichtet, haben die Salbe so lange aufgetragen, bis kein Verdacht mehr bestand, dass noch kritisches Gewebe ausgeschieden wird.

Habe eine Gazeeinlage mit Viertelharn und MMS-Gold in den Krater eingebracht, in den Wundrand zwischen 9 und 15 Uhr eine mit Viertelharn und MMS-Gold etwas flüssiger gemachte kleine Menge schwarze Salbe eingebracht und diesen Bereich, wie in den Bildern bei Frau Naiman, mit Folie abgedeckt, damit die Salbe nicht in andere Bereiche fließt.

Über den gesamten verletzten Bereich, ein Areal von ca. 5 x 7 cm um den Krater herum, habe ich eine Auflage mit Viertelharn und MMS-Gold gelegt und mit Wundvlies befestigt. Darüber ein wasserdichtes Transparentpflaster; unmittelbar auf der Haut vertrage ich das Transparent nicht, weil es zu fest klebt und beim Abnehmen Oberhaut abreißt.

Mit etwas Verzögerung fängt die Wunde an zu brennen und zu stechen, mit deutlichem „Echo“ neben dem linken Schulterblatt; ist aber nicht so, dass ich Schmerzmittelnehmen müsste.

Tag 15:

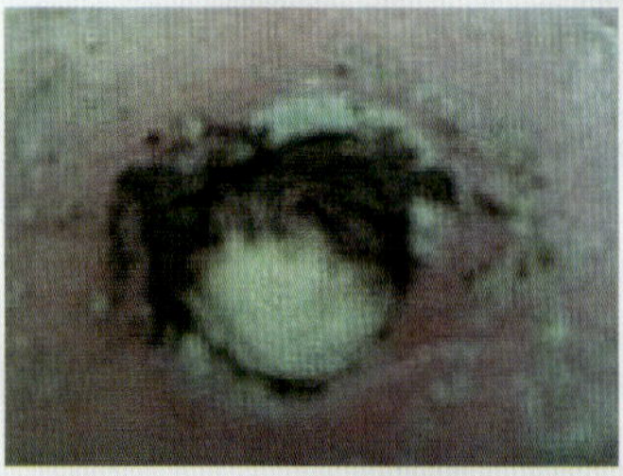
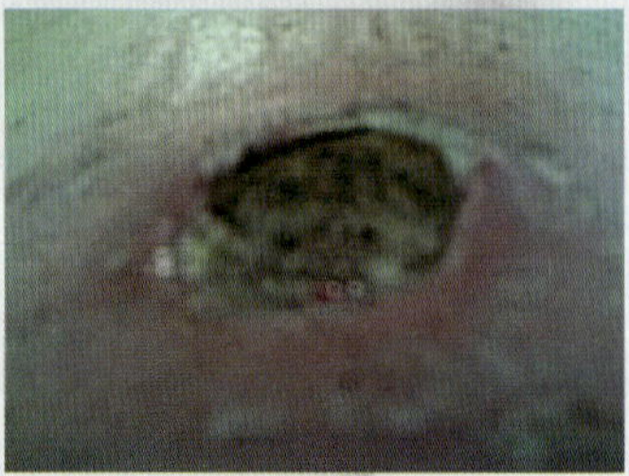

Nach dem gestrigen Auftrag der schwarzen Salbe (gegen 18 Uhr) haben die Schmerzen stündlich zugenommen. Beim Zubettgehen gegen 23 Uhr waren sie schon recht heftig; bin aber trotzdem eingeschlafen, durch den Schmerz aber auch immer wieder wach geworden. Beim Aufwachen heute Morgen gegen 7 Uhr war der Schmerz noch immer stärker als beim ersten Auftragen der Salbe, aber nicht mehr so ganz intensiv wie in der Nacht, er scheint auch allmählich abzunehmen, jetzt, gegen 10 Uhr, ist er, wie in den ersten Tagen der Anwendung, maßvoll präsent.

Habe gestern für Freitag einen Termin vereinbart bei Dr. med. L. Wecker in Arnstein (in der Nähe von Würzburg), der sich mit der Schwarzen Salbe auskennt. Er hat darüber auf dem 3. Alternativen Krebstag im Juli 2011 berichtet. Für die Weiterbehandlung an der offenen Wunde ist die schwarze Salbe zu heftig. Die Salben (nach Frau Naiman), mit denen er weiterbehandelt, bis die Wunde ganz frei von nekrotischen und sonstigen kritischen Resten ist, sind milder.

Befund am 18.04.2012 – 18 Uhr 30

Nach 24 Stunden die Salbe entfernt. Im ersten Bild sieht man die Wunde nach Abnahme der Auflage: Die mit Viertelharn und MMS-Gold getränkte Gaze-Einlage im Krater, den Salbenauftrag von 8-16 Uhr und bei 11 Uhr 30 bis 15 Uhr einen nekrotischen Rand im umgebenden Gewebe.

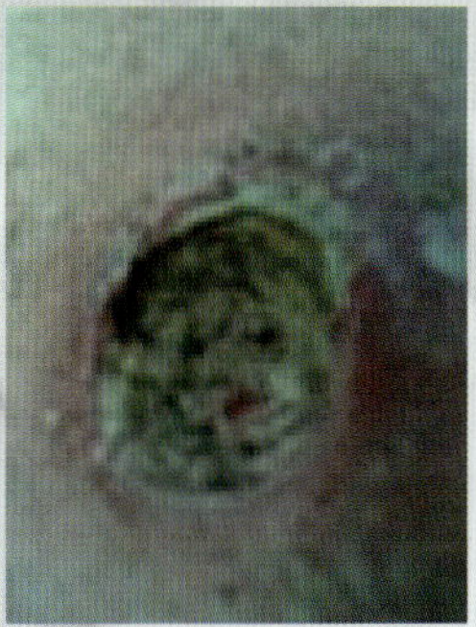

Die Bilder zeigen den Zustand nach Entfernung der Gaze und der Salbe. Der ganze Krater und Teile des Randes zeigen einen nekrotischen Belag. Auf dem dritten Bild sieht man deutlich, dass sich der Kraterrand über die Öffnung wölbt. Die Wunde ist geruchs- und schmerzfrei, das nekrotische Gewebe ist unsensibel.

Habe die Wunde mit Ghee und MMS-Gold gereinigt und mit Viertelharn + MMS-Gold abgedeckt. Ich werde jetzt bis Freitag keine Schwarze Salbe mehr auftragen, an der offenen Wunde ist das entschieden zu heftig ohne Schmerzmittel, die ich nicht habe und auch nicht nehmen möchte. Ich denke auch, dass jetzt abgewartet werden sollte, bis die Nekrose sich ablöst, bzw. Dr. Wecker entscheidet, wie weiter zu verfahren ist.

Nach der Reinigung der Wunde bin ich bis auf ein leichtes Ziehen in dem betroffenen Bereich so gut wie schmerzfrei.

Tag 16:

Befund am 19.4.2012 – 09 Uhr

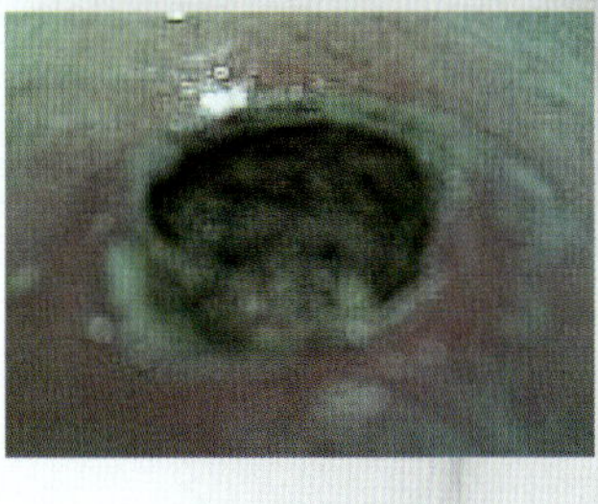

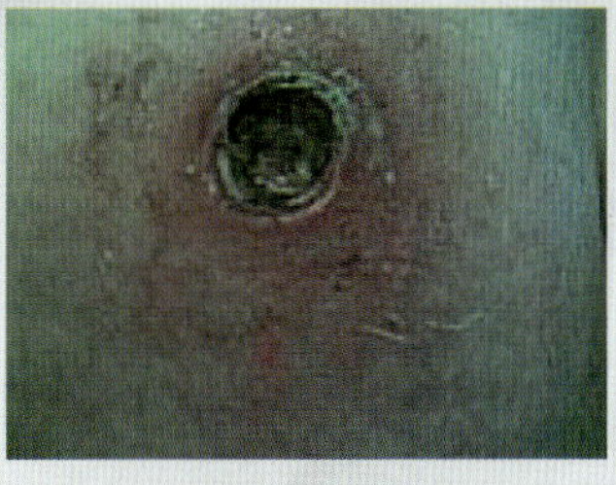

In der

Nacht nicht ganz störungsfrei geschlafen, der Schmerz ist aber auszuhalten. Heute Morgen leichten Druck ab Oberkiefer bis zum Hinterkopf ziehend, insgesamt ist der Allgemeinbefund in ein wenig milderer Form wie an Tag 3 und 4.

Wunde mit MMS-Gold gereinigt und ohne Gaze-Einlage mit einer Viertelharn-Auflage+MMS-Gold abgedeckt.

Tag 17:
Befund am 20.04.2012 – 07 Uhr

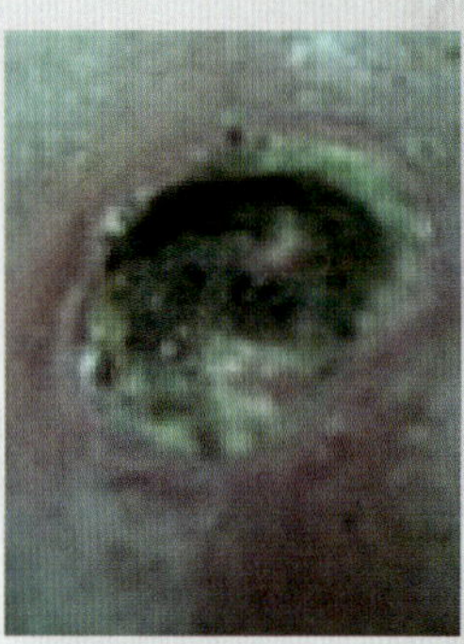

In der Nacht gegen 3 Uhr zur Linderung des Entzündungsschmerzes die Wunde mit Kurkumapaste (Pulver angerührt mit Viertelharn und ein paar Tropfen MMS-Gold) bedeckt, Bild links, dunkles Areal um und im Krater. Morgens reichlich abgestorbenes Gewebe in der Wunde und eine bei 13-14 Uhr sichtbare „Protuberanz". Wunde nur gereinigt und mit MMS-Gold desinfiziert.

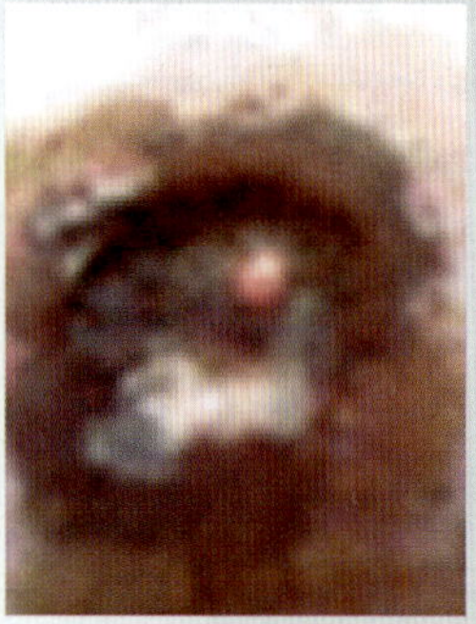

Gegen 12 Uhr Konsultation bei Dr. W. in Arnstein. Das war ein guter Griff; er ist ein unaufgeregter, unprätentiöser Arzt und verfügt über längere Praxis-Erfahrung mit der Schwarzen Salbe. Er hat sich mehrere Monate von Frau Naiman in die Materie einarbeiten lassen.[33]

---

[33] http://lwecker.com/index.html
http://www.youtube.com/watch?v=ezukm4-LZX0

Er bestätigte meine Entscheidung, die Wunde so lange offen zu halten, wie noch kritische Absonderungen da seien, insbesondere Schorf. Der müsse mit Schwarzer Salbe so lange weiter bearbeitet werden, bis er sich von selbst ablöse und die ganze Wunde rosig und sauber sei. Viel falsch gemacht habe ich also nicht, vielleicht hätte ich mit dem Aufstreichen der Schwarzen Salbe noch etwas nachhaltiger sein sollen, aber das ist nachholbar.

Er hat die Wunde mit Wasserstoffperoxid (3%) gereinigt und mit physiologischer Kochsalzlösung nachgespült, dann mit Iruxol-Salbe ausgefüllt und abgedeckt. Das soll ich 2 – 4 Tage wiederholen, bis der untere, saubere Teil der Wunde um Einiges abgeheilt ist. Danach muss der Schorf im oberen Teil des Kraters wieder – und zwar täglich frisch – so lange mit Schwarzer Salbe bestri-chen werden, bis er sich - von selbst - ganz abgelöst hat. Der untere Teil der Wunde und der (entzündete Wundrand) müssen während der Prozedur mit Calendula- oder einer aequivalenten Heilsalbe abgedeckt werden.

Das abgelöste Schorf-Gewebe hat er zur Befundung an einen Kollegen in der Pathologie eingeschickt. Er meint, es handle sich bei der in der Mitte des abgelösten Schorfes immer noch deutlich sichtbaren braunen Substanz (sieht aus wie eine von nekrotischem Gewebe umgebene Korinte, siehe oben Tag 11, , und Tag 13) nicht um einen Leberfleck, sondern um einen Tumor, welcher Art auch immer, wahrscheinlich ein Basaliom.
Neuer Vorstellungstermin: 30.04.

Nehme seit dem 16.04. (Tag 13) die **Indian Herbs** auch innerlich in Kapselform (täglich 3 x 2 Kapseln zu den Mahlzeiten).

Ich vertrage die Kapseln gut, sowohl im Magen als ganz allgemein. Ich habe das Gefühl, dass sie im Körper aufräumen, auch scheinen sie den Schleimfluss anzuregen.

Insgesamt bin ich durch die starken Schmerzen seit Tag 15 und dadurch bedingte Durchschlafstörungen körperlich in Maßen strapaziert, aber psychisch fühle ich mich gut aufgeräumt und stabil, bin morgens zügig wach und auch frisch und habe seit Tagen schon so gut wie keine (iliosacralen) Rückenschmerzen mehr, und die waren in den letzten Wochen recht heftig, sodass ich nach dem Aufstehen aus dem Bett oder Sessel erst einmal ein paar Schritte in gebeugter Haltung machen musste, bevor ich mich langsam gegen den Schmerz aufrichten konnte. Insgesamt habe ich das Gefühl, als hätte ich - wie nach einer Ayurveda-Kur - gewaltigen Ballast abgeworfen.

Tag 18:
Befund am 21.04.2012 – 18 Uhr

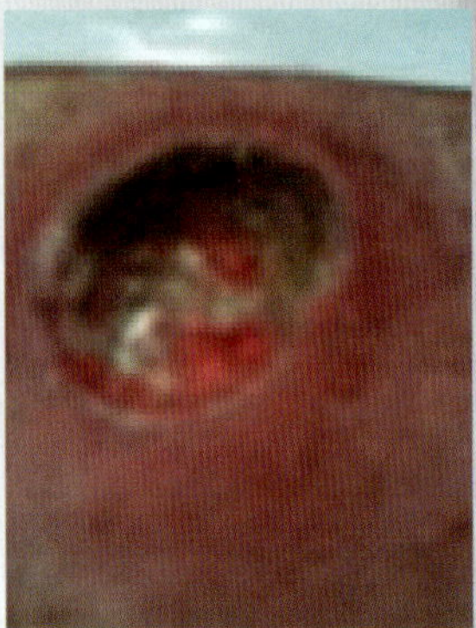

Wunde mit Wasserstoffperoxid (3 %) und physiologischer Kochsalzlösung gereinigt und mit Iruxol versorgt. Das geht problemlos und schmerzfrei. Wenn der untere Teil der Wunde (bei ca. 15 – 22 Uhr) sauber ist, kann der Schorf im darüberliegen Bereich weiter mit Schwarzer Salbe behandelt werden, wenn er sich nicht bis dahin von selbst gelöst hat.

Tag 19:

Befund am 22.04.2012 – 18 Uhr

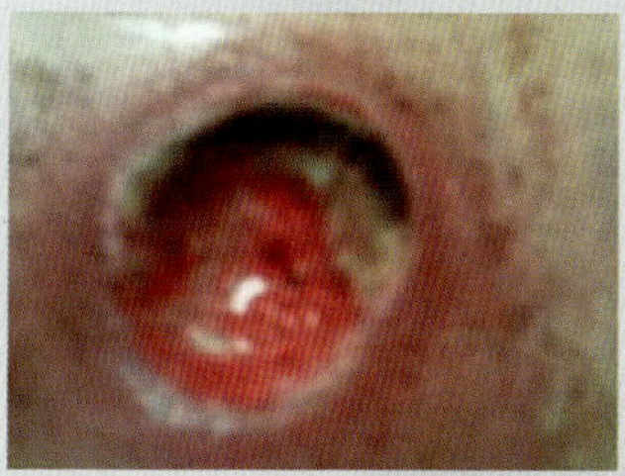 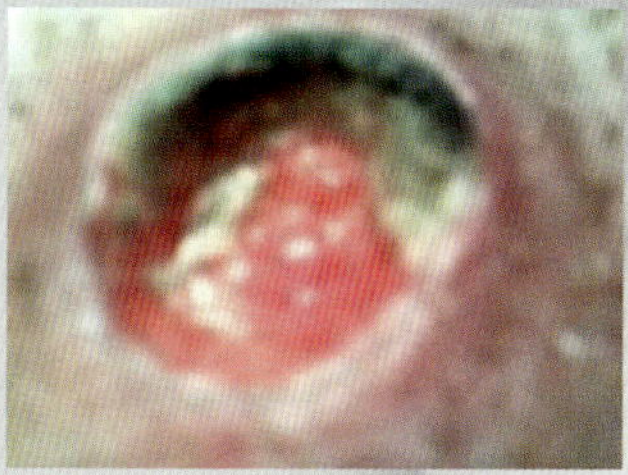

Bild 1: vor der Wundreinigung mit Wasserstoffperoxid und physiologischer Kochsalzlösung,
Bild 2: nach der Reinigung.

Man sieht in natura deutlich (in Bild 1 bei 13 Uhr schwach zu erkennen), dass sich der Schorf im oberen Bereich des Kraters im Bereich 11 – 15 Uhr von der Kraterwand zu lösen beginnt. Die Wundreinigung ist völlig schmerzfrei.

Iruxol-Salbe in die Wunde gegeben und den mit Salbe gefüllten Krater mit einer kleinen runden Folie abgedeckt, Gesamtareal dann mit einer Gaze-Auflage bedeckt, darüber ein wasserdichtes Pflaster. Mit Spritze Viertelharn mit MMS-Gold in die Gaze gespritzt, ca. 3 ml.

Habe mich den ganzen Tag gefühlt, als sei eine Grippe im Anflug. Abgeschlagen, Körper kalt, Füße eiskalt, sodass ich ein heißes Fußbad genommen habe. Darmschmerzen im Unterbauch, insbesondere links, wohl Gasbildung, aber kein intestinaler Infekt. Stuhlgang normal.

Tag 20:
Befund 23.04.2012 – 19 Uhr

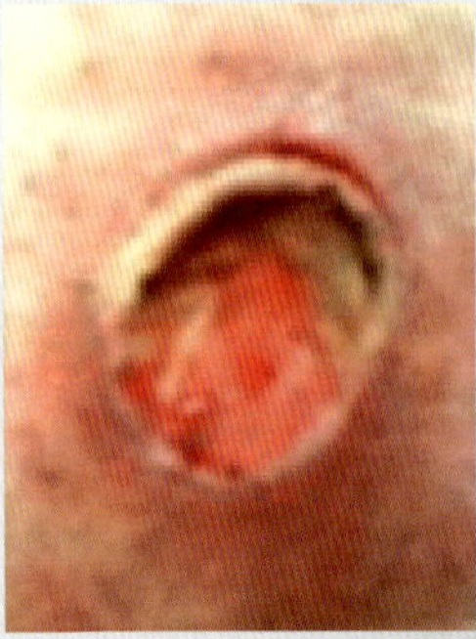 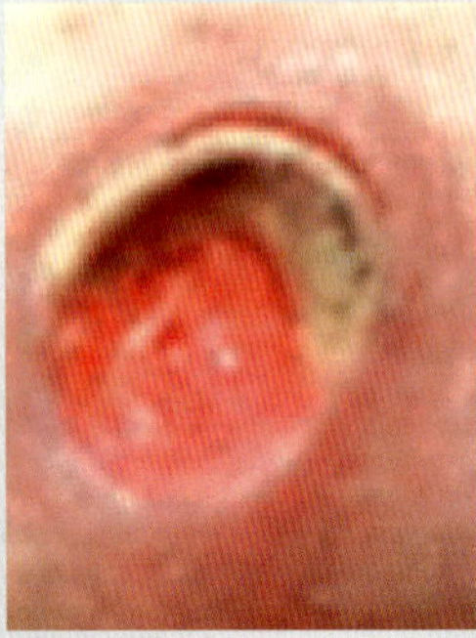

Wundreinigung wie gestern. Bild 1 vor, Bild 2 nach der Reinigung. Man sieht deutlich, dass sich der Schorf abzulösen beginnt.

Ich fühle mich heute noch niedergeschlagener als gestern: Kälte im ganzen Körper, insbesondere in den Füßen. Habe mir zum ersten Mal seit zig Jahren eine Wärmflasche ins Bett genommen. Gliederschmerzen am ganzen Körper, Kopfdruck ab Oberkiefer. Allerdings allenfalls minimale Erkältungssymptome. Sehr schlapp, habe den Tag im Bett verbracht, stärkere Flatulenzen, gegen Abend Unterbauch nur noch druckempfindlich links.

Telefonat mit Dr. Wecker: Solange die grippeartigen Symptome andauern weiterhin nur Wundreinigung. Erst wenn ich wieder bei Kräften bin, Auftrag von schwarzer Salbe auf den Restschorf bei 9 – 15 Uhr, wenn es dann noch erforderlich sein sollte.

Tag 21:

Befund am 24.4.2012 – 19 Uhr

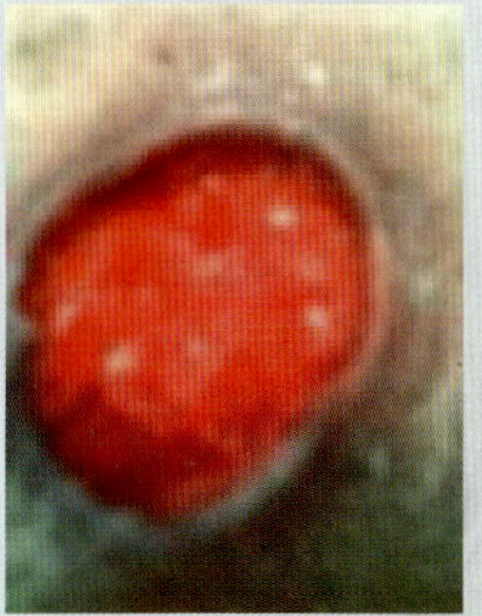

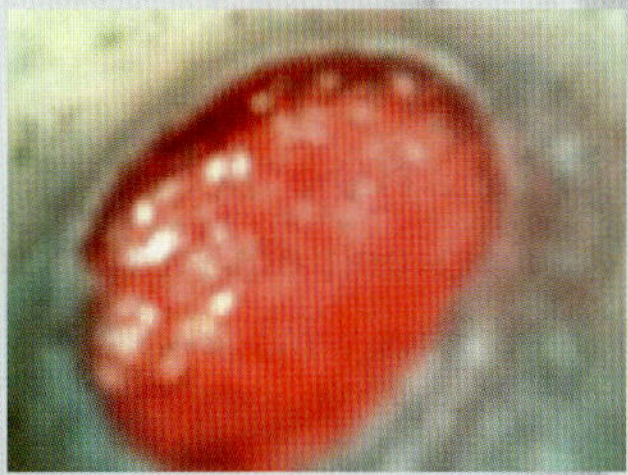

Wunde wie gestern gereinigt. Der Restschorf hat sich sauber gelöst! Wegen der kleinen hellen Flecken nochmal Iruxol in die Wunde geschmiert. Es kann sich aber auch um Fettgewebe handeln. Ab morgen kann die Heilung der Wunde beginnen.

Der virale Infekt setzt mir ganz schön zu. Kein Schüttelfrost, aber gelegentliche Kälteschauer, kalte Füße, Kopfdruck und Gliederschmerzen und lästiges Herzflattern. Beim Versorgen der Wunde brach mir fast der Kreislauf zusammen. Sehr schwach.

Tag 22:

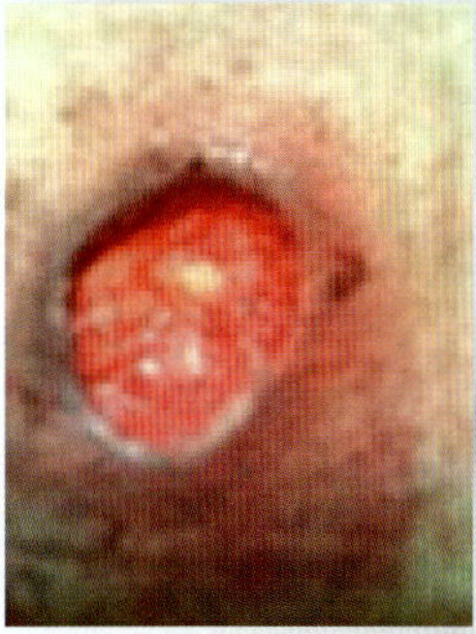

Befund am 25.04.2012 – 18 Uhr

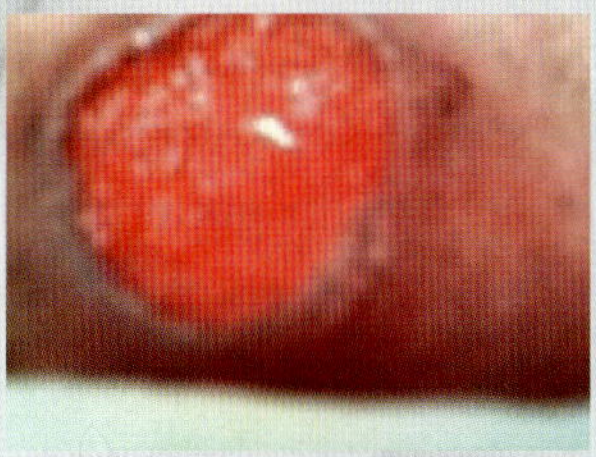

In Bild 1, direkt nach der Reinigung mit Wasserstoffperoxid und phys. Kochsalzlösung, sieht man deutlich das durch die „chemische Operation“ freigelegte Fettgewebe. In Bild 2 hat sich schon wieder ein dünner Sekret-Film darüber gelegt.

Die Wunde ist sauber. Habe die Wunde mit einer Auflage mit frischem Urin versorgt und die Auflage alle 1 – 2 Stunden mit Urin nachgefeuchtet. Das wird jetzt 4 – 5 Tage fortgesetzt.

Mein Virusinfekt scheint den Höhepunkt erreicht zu haben, starke Glieder- und Schmerzen im Gesichtsschädel, kalte Füße, labiler Kreislauf; seit Montag zudem keinen Stuhlgang gehabt.

Tag 26:
Befund am 29.04.2012 – 15 Uhr

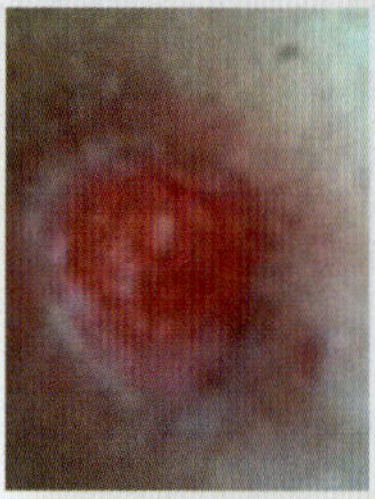

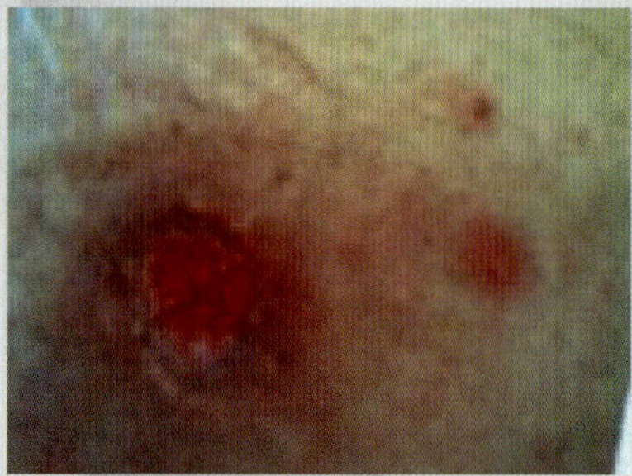

Heute ist der dritte Tag der Wundbehandlung mit Urin-Auflagen (Viertelharn + einige Tropfen MMS).

Die Wunde ist sauber und geruchlos. Sie ist schon viel flacher und heilt von den Rändern aus zu. Was ich nicht einordnen kann, ist eine kleine, ca. Reiskorngroße, weißliche Erhebung, in Bild 2 bei kurz nach 12 Uhr gut erkennbar. Auch die in Bild 1 rechts neben der Wunde erkennbaren Hautläsionen, kleine entzündete Ausblühungen in der Haut, geben Fragen auf.

Es hat den Anschein, als hätte die Schwarze Salbe eine größeres Areal um die Stelle herum, an der sie aufgetragen war, ans Arbeiten gebracht.

Ich erhole mich langsam von dem Infekt. Keine Schmerzen mehr, der Körper erwärmt sich wieder ohne Wärmflasche, bin aber außergewöhnlich schwach.

Ca. vier Wochen später (21.05.):
Die Wunde ist seit vier Tagen ganz geschlossen, reizlos und gut verheilt; Behandlung mit Viertelharn-Auflagen und gelegentlich Calendula-Salbe.

Nach Abklingen der Grippesymptome war ich fast vier Wochen extrem kraftlos. Das kontrastierte diametral zu meinem guten Zustand vorher: Ich war nach dem Auftragen der Schwarzen Salbe (am 03. April) so gut drauf wie seit langem nicht: war morgens früh hellwach und sofort auf den Beinen, hatte kaum noch Gelenksschmerzen und auch der untere Rücken war so gut wie schmerzfrei! Über Tag war ich bis abends frisch und leistungsfähig, guter Schlaf, positive Träume. Ich führe das darauf zurück, dass die Schwarze Salbe mein Immunsystem insgesamt zu einer Hochleistung angekurbelt hat.

Durch die Virusgrippe, die ich mir wohl am 20. April (Tag 17) im Zug eingefangen habe, verkehrte sich alles ins Gegenteil. Richtig auf den Beinen (d.h. morgens zur gewohnten frühen Zeit wach und aktiv) bin ich erst seit gestern wieder. Verdauung seit fünf Tagen wieder regelmäßig, Stuhl nur noch etwas zu fest.

P.S. vom 12.03.2013:
Leo Koehof gab mir den Hinweis, dass die an Tag 19 aufgetretenen „Grippesymptome" auch eine andere Ursache gehabt haben könnten als einen Virusinfekt. Es könne sich möglicherweise auch um eine heftige Entgiftungsreaktion nach Einnahme der Schwarze-Salbe (Indian Herbs)-Kapseln gehandelt haben. Die Indian Herbs-Kapseln räumten gewaltig im Körper auf. Viele Anwender hätten von einer solchen Entgiftungsreaktion nach Einnahme der Kapseln berichtet.

Wenn ich das damalige Krankheitsgeschehen nochmal vor mir ablaufen lasse und meine Aufzeichnungen lese, dann kann es sich durchaus um einen sehr heftigen Entgiftungs-„Kater" gehandelt haben. Schon das bloße Auftragen der Schwarzen Salbe hat gelegentlich merkliche Entgiftungssymptome (Abgeschlagenheit, Schmerzen im Oberkiefer und Schädel) verursacht.

Von Tag 12 bis Tag 15 habe ich den oberen Wundrand erneut mit Schwarzer Salbe behandelt und ab Tag 13 mit der Einnahme der Kapseln begonnen, 3 x tägl. 2 Kapseln etwas über einen Monat lang. Es ist durchaus naheliegend, dass das eine heftige Entgiftung eingeleitet hat. Etwa solange dauerte auch die Symptomatik, die ich damals für eine Virusgrippe hielt.

Mein Gesamteindruck:
Die Schwarze Salbe ist für die Hausapotheke ein heikles Produkt!

Von ungetrübtem Nutzen bei der Selbstanwendung wird sie nur sein, wenn sie:

a. nur ein kleines (nicht größer als ca. ½ cm^2), nicht tief in die Haut gehendes Problem hat;

b. nicht körperängstlich ist und
c. Geschick in der Wundpflege hat.
d. Je nachdem, wo dieses kleine Problem sitzt, sollte er auch nicht schmerzempfindlich sein.

Auf wen das alles nicht zutrifft, der braucht von Anfang an die Hilfe eines Therapeuten, der sich mit der Schwarzen Salbe auskennt (!).

Wer meint, er schaffe es alleine, sollte folgendes wissen:

- Ich kann nicht empfehlen, die Salbe aufzutragen, ohne zumindest vorher das Buch von Frau Ingrid Naiman „Krebs behandeln mit pflanzlichen Salben" gelesen zu haben. Es ist eine sehr kundige und realistische (!) Darstellung dessen, was auf den Anwender zukommen kann, und wer einen sehr eigenen Weg geht, sollte sich vorher kundig gemacht haben, was ihm begegnen kann, sonst besteht die Gefahr, dass der Mut doch nicht reicht und er bei auftretenden realistischen oder vermuteten Komplikationen „panikt" und womöglich zu Therapeuten eilt, die von der Salbe keine Ahnung haben und ihm zusätzlich die Hölle heiß machen.
- Man muss daher vor der ersten Anwendung wissen, wo man kundigen(!) Rat einholen kann, wenn etwas nicht wie erwartet verläuft.
- Wie oben schon betont: Wer sie anwendet, muss über wundpflegerisches Geschick verfügen und sollte eine gewisse Schmerzresistenz haben. Die Sache kann durchaus schmerzfrei verlaufen, das weiß man aber vorher nie, und wenn sich Schmerzen einstellen, können die heftig sein.
- Nur wenn alles gut verläuft und sich der Schorf sauber und vollständig ablöst, hat man kein Problem. Wenn aber – wie

> bei mir - kritisches Gewebe oder/und gar Schorfreste in der Wunde zurück geblieben sind oder/und sich während er Wundbehandlung neu bilden (!), hat man ein nicht ganz kleines Problem und spätestens dann braucht man einen Therapeuten, der mit der Schwarzen Salbe Erfahrung hat.

Die Gefahr, dass Schorfreste zurückbleiben, ist umso größer, wenn man, wie weithin empfohlen wird, die Schwarze Salbe nur einmal für 24 Stunden aufträgt und dann abwartet, bis der Schorf abfällt. Wenn das kein reines Oberflächenproblem war, ist zu erwarten, dass Schorf zurückbleibt oder/und sich rasch nachbildet. Die erfahrenen Salbenärzte haben ihre Patienten die Salbe wiederholt auftragen lassen, bei größeren Problemzonen sowieso immer.

Sehr empfehlenswert ist der TV-Beitrag von Dr. med. Wecker bei nexworld.TV: Quantensprung - Indianische Salbe gegen Hautkrebs? Die DVD sollte man sich vorher auf jeden Fall ansehen und ggf. auch besorgen – zu erhalten im Jim Humble Verlag.

Nachträgliche Beobachtungen (März 2013):

Wenige Zeit nach der Entfernung des „Leberflecks“ bemerkte ich im Dekolletébereich (auf dem Brustbein, etwas nach links versetzt) einen leicht geröteten Fleck (etwas kleiner als ein Centstück) mit bräunlichen Pigmenteinlagerungen an der Peripherie (Foto rechts), der vorher nicht da war oder nicht so da war, dass er mir aufgefallen wäre. An manchen Tagen habe ich den Eindruck, dass die Rötung dieses Flecks intensiver ist.

Keine Abschuppungen, kein Nässen, aber irgendwie so etwas wie ein gelegentlich auf- und wieder abklingendes „unterschwelliges“ Entzündungsgeschehen. Das dauert nun schon fast ein Jahr an. Wenn ich den nötigen Impuls von innen bekomme, werde ich da nochmal Schwarzer Salbe auftragen.

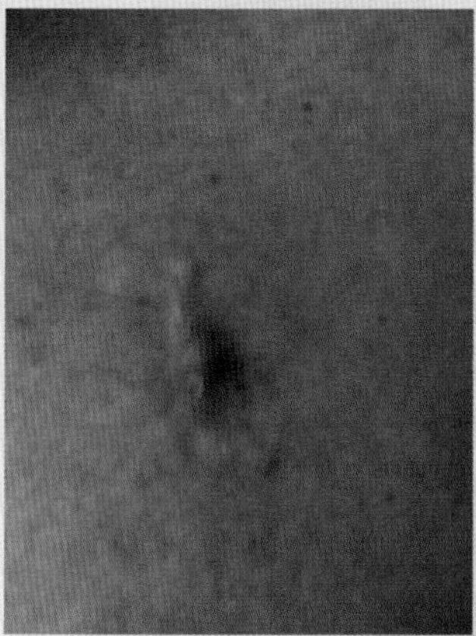

Von der chemischen Operation ist eine ca. 1,5 cm lange Narbe zurück geblieben (Foto links). Die ist mir aber deutlich sympathischer als der dicke schwarze Leberfleck. Gelegentliches Ziehen im Narbenbereich, ansonsten ist die Brust unauffällig.

Eine Tierheilung von einem Hund

In den zwei Jahren, in denen ich mit der Schwarze Salbe arbeite, kommen immer mehr Tierbesitzer darauf, die Salbe und Kräuter bei ihren Haustieren anzuwenden.

Lady
12 Jahre alt
Heppenheim, Deutschland

Unsere schon ältere Schapendoes-Hündin Lady hatte einen Tumor an der Milchleiste, der mit der Zeit sehr groß geworden war. Eine schulmedizinische Behandlung beim Tierarzt mit all den gleichen unwürdigen Gegebenheiten wie beim Menschen kam nicht in Frage. Wir lehnen das für uns ab.

Nachdem es ihr nun leider nicht mehr gut ging und die guten Tage weniger wurden, beschlossen wir, sie am folgenden Montag einschläfern zu lassen.

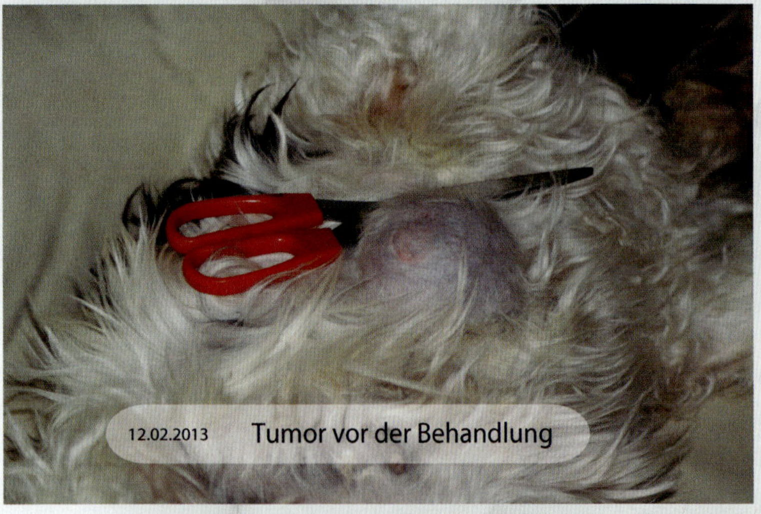
12.02.2013 Tumor vor der Behandlung

Am Samstag davor kam Herr Koehof zu Besuch, dem wir davon erzählten. Er sagte: „Warten Sie noch 2 bis 3 Wochen ab, ich schicke Ihnen Schwarze Salbe und MMS. Versuchen Sie es.“

Wir wollten seinen Rat befolgen.

Dienstags kam sein Päckchen. Ich habe am gleichen Tag noch die Schwarze Salbe auf den Tumor aufgetragen und Lady verbunden.

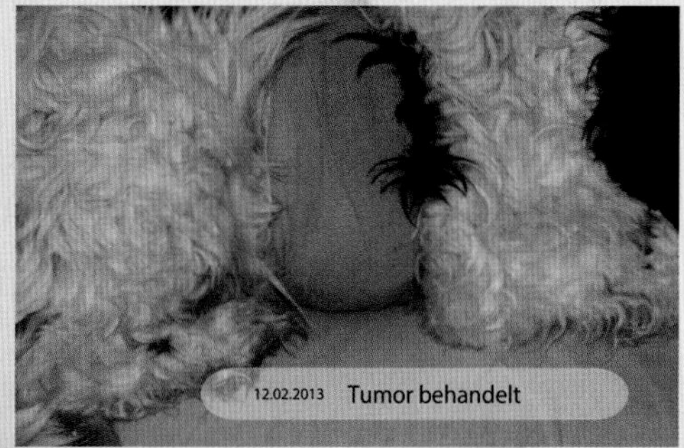

Am nächsten Tag (24 Stunden später, wie Herr Koehof sagte) die Salbe wieder abgewaschen. Zu sehen waren auf dem Tumor bereits viele winzig kleine dunkelrote/lila Pünktchen.

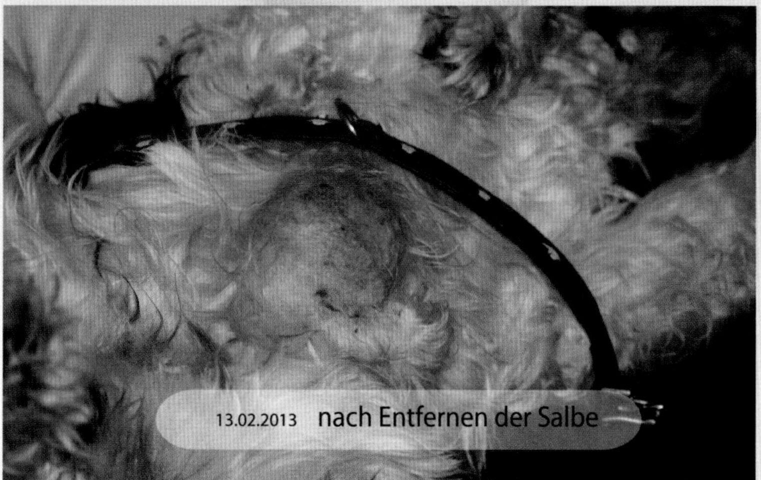

In den ersten Tagen konnte man sehen, dass sich die Pünktchen ausbreiteten und zu größeren Flecken wurden. Man sah, da passierte etwas.

Nach knapp einer Woche war der Tumor auf das Doppelte angewachsen und weicher geworden. Auch die Farbe war in ein Lila gewechselt.

Wieder 2 Tage später, also 9 Tage nach dem Auftragen der Salbe, am Donnerstag, war der Tumor noch mal auf das Doppelte gewachsen (also viermal so groß) und war butterweich und wabbelig. Die ersten kleinen Eiterspuren zeigten sich. Am späten Nachmittag wollte Lady, der es sehr schlecht ging (sie war sehr schwach, lag nur noch und war auf das Skelett abgemagert), raus in den Hof. Wir haben sie gelassen.

Sie legte sich in eine Ecke in den Schnee und fing an, am Tumor zu lecken.

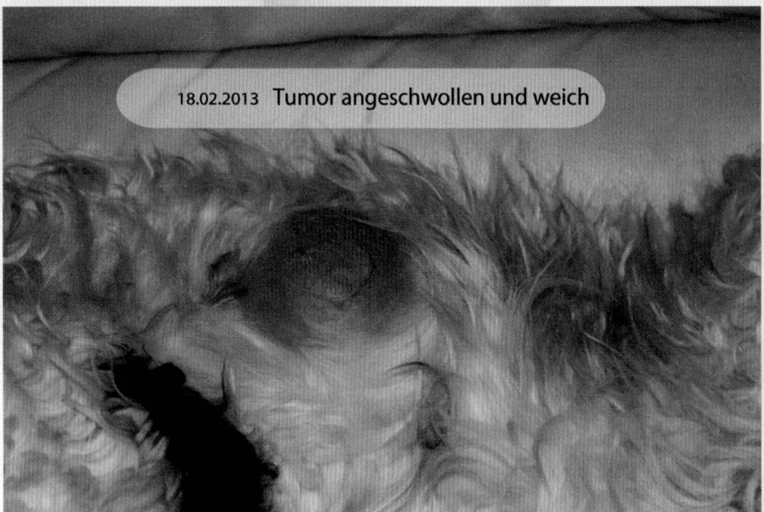

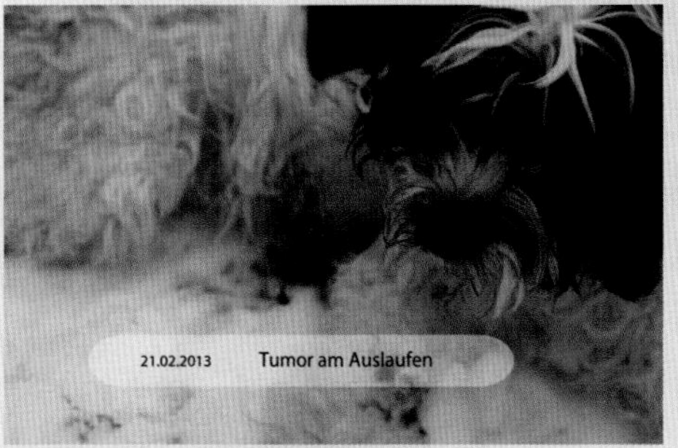

Nach zwei Stunden kam Lady wieder herein, durchgefroren aber schon zu diesem Zeitpunkt wieder agiler. Sie wollte als erstes fressen, nachdem sie nahezu eine Woche lang praktisch gar nichts mehr gefressen hat.

An der Stelle des Tumors war ein sehr großes Loch, man konnte das Gewebe sehen. Ansonsten war die Geschwulst leer.

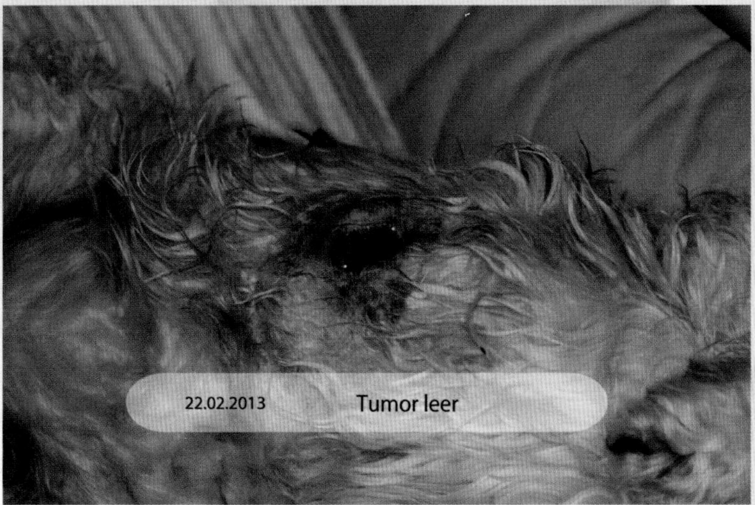

Ich habe dann nach Anweisung von Herrn Koehof MMS-Lösung angemischt und in eine Sprühflasche gefüllt (4 Tropfen aktiviertes MMS auf 100 ml Wasser). Mit dieser Lösung wurde die Wunde jeden Tag 2 Mal desinfiziert und neu verbunden. Lady ging es ab diesem Zeitpunkt von Tag zu Tag besser. Sie frisst wieder normal und nimmt täglich zu.

Die ersten 3 Tage gab ich ihr zusätzlich zweimal am Tag je 1 Tropfen MMS in ihr Trinkwasser. Außerdem bekommt sie täglich morgens auf einer Scheibe Wurst ½ Teelöffel der Kräuter von Herrn Koehof aufgestäubt und zu fressen.

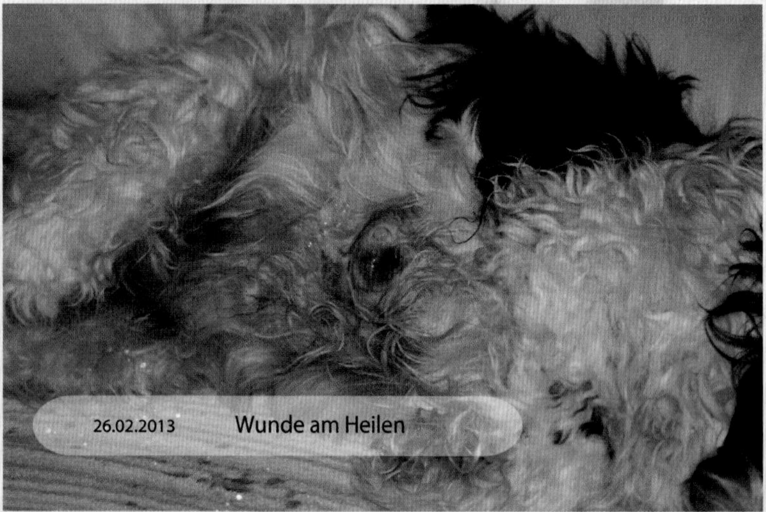

Bereits 1 Woche nach dem Auslaufen ist die Wunde fast zugeheilt (bis auf ein ganz kleines Loch) und Lady kann wieder mit uns ausgedehnt spazieren gehen.

Wir standen der Schulmedizin und speziell der Onkologie schon vor dieser Erfahrung mehr als skeptisch gegenüber und haben sie gemieden wie der Teufel das Weihwasser. Wir beide haben bei Angehörigen miterleben müssen, was Krebs mit Menschen macht – und auch, was während der Behandlungen, die aus Aufschneiden (Operation), verbrennen (Bestrahlung) und vergiften (Chemo) mit den Menschen passiert. Diese Erfahrung hat das intuitive Gefühl verstärkt und tief in uns eingemeißelt.

Jedes Mal, wenn wir die Bilder ansehen, kommt das Gefühl von „Wunder“ aufs Neue hoch.

Wir (Bettina und Torsten Peters) werden Herrn Koehof immer für diese wunderschöne Erfahrung dankbar sein.

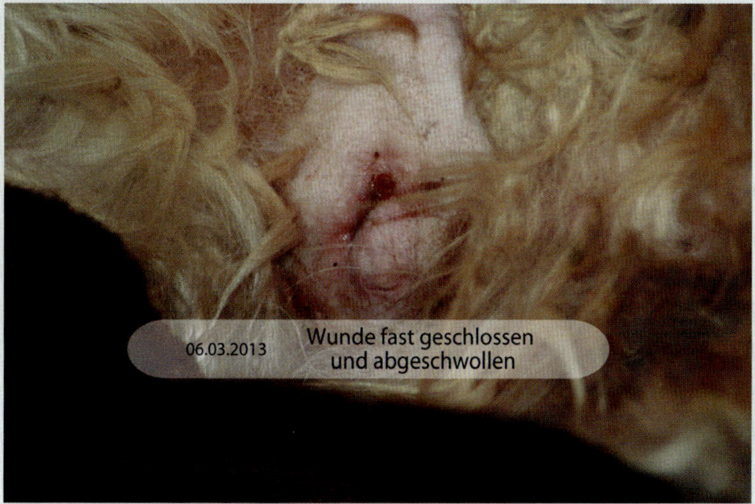

Heilung von einem Basalzellkarzinom

J. P.

72 Jahre alt

Koblenz, Deutschland.

Es war eine Routinekontrolle. Der Arzt sah den kleinen rötlichen, minimal erhabenen Fleck auf dem rechten Schulterblatt und ordnete umgehend eine Gewebeprobe an. Ergebnis nach einer Woche: Basalzellkarzinom.

Es wurde ein Termin zur großflächigen Extraktion sechs Wochen später ausgemacht.

Eine Woche, nachdem mein Vater das Ergebnis seiner Untersuchung erhalten hatte, kam ich aus dem Urlaub zurück. Erst jetzt sprach er mit mir darüber, denn er wollte mich in meinem Urlaub nicht beunruhigen. Er wusste von der Schwarzen Salbe und wollte sie anwenden. Und ich wusste zu dem Zeitpunkt bereits, dass er diese vereinbarte Operation niemals brauchen würde. Dennoch ließen wir den Termin bestehen.

Wir trugen die Schwarze Salbe auf sein Schulterblatt auf und verbanden die Stelle abschließend mit Pflaster. Über vier Wochen dauerte der teils schmerzhafte Prozess der Auslösung des Tumors. Die Salbe wurde mehrmals aufgetragen und es wurde ein gute Wundbehandlung durchgeführt. Die Kräuter der Salbe nahm er zusätzlich innerlich ein. Nach exakt 28 Tagen löste sich der Tumor gänzlich aus dem Körper heraus. Die entstandene Wundhöhle füllte sich innerhalb einer Woche mit Bindegewebe und heilte über die nächsten Monate ab. Danach war nur noch ein kleiner Narbenbereich sichtbar, der sich zunehmend aufhellte.

Die im Anschluss durchgeführte Gewebeprobe durch den Arzt ergab: 100% tumorfrei.

Der Termin zur Operation wurde abgesagt.

Johanna Corvie, Heilpraktikerin

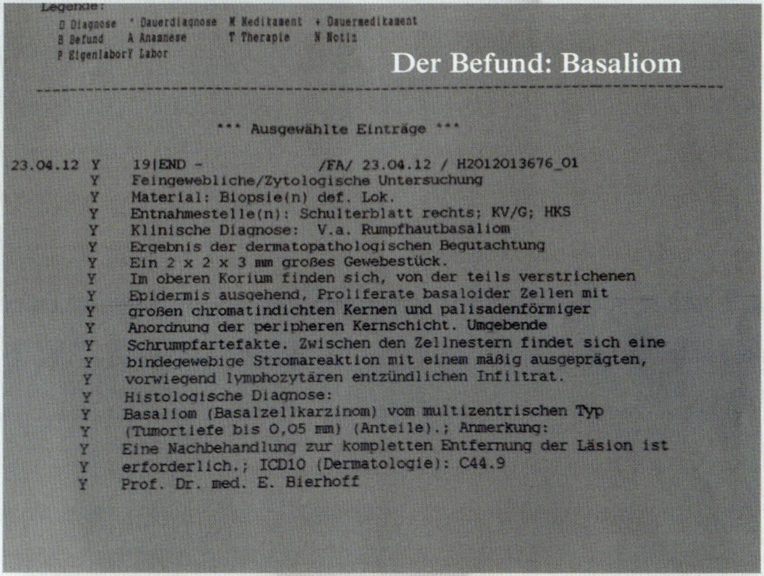

Legende:
D Diagnose * Dauerdiagnose M Medikament + Dauermedikament
B Befund A Anamnese T Therapie N Notiz
P EigenlaborY Labor

Der Befund: Basaliom

*** Ausgewählte Einträge ***

23.04.12 Y 19|END - /FA/ 23.04.12 / H2012013676_01
Y Feingewebliche/Zytologische Untersuchung
Y Material: Biopsie(n) def. Lok.
Y Entnahmestelle(n): Schulterblatt rechts; KV/G; HKS
Y Klinische Diagnose: V.a. Rumpfhautbasaliom
Y Ergebnis der dermatopathologischen Begutachtung
Y Ein 2 x 2 x 3 mm großes Gewebestück.
Y Im oberen Korium finden sich, von der teils verstrichenen
Y Epidermis ausgehend, Proliferate basaloider Zellen mit
Y großen chromatindichten Kernen und palisadenförmiger
Y Anordnung der peripheren Kernschicht. Umgebende
Y Schrumpfartefakte. Zwischen den Zellnestern findet sich eine
Y bindegewebige Stromareaktion mit einem mäßig ausgeprägten,
Y vorwiegend lymphozytären entzündlichen Infiltrat.
Y Histologische Diagnose:
Y Basaliom (Basalzellkarzinom) vom multizentrischen Typ
Y (Tumortiefe bis 0,05 mm) (Anteile).; Anmerkung:
Y Eine Nachbehandlung zur kompletten Entfernung der Läsion ist
Y erforderlich.; ICD10 (Dermatologie): C44.9
Y Prof. Dr. med. E. Bierhoff

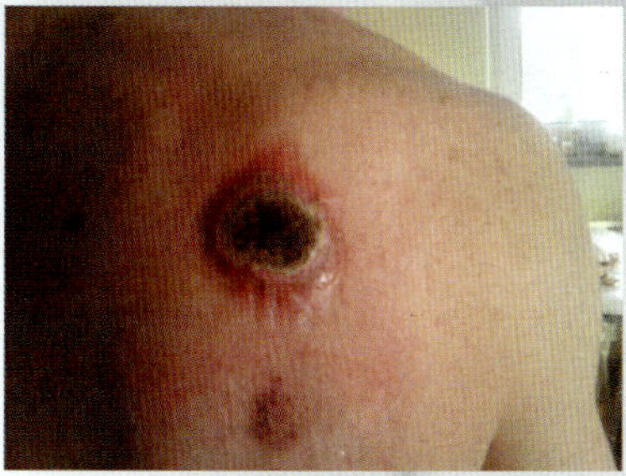

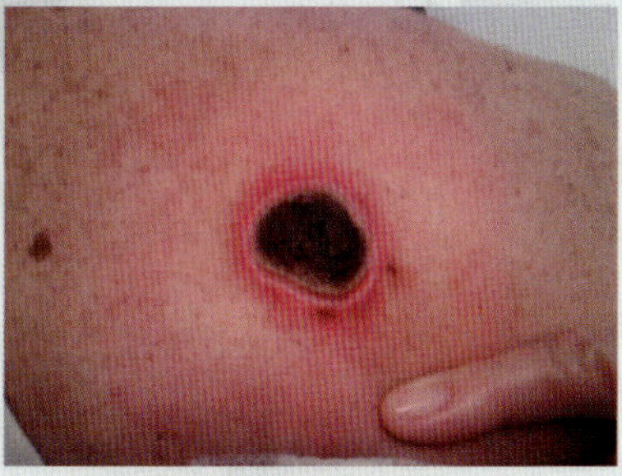

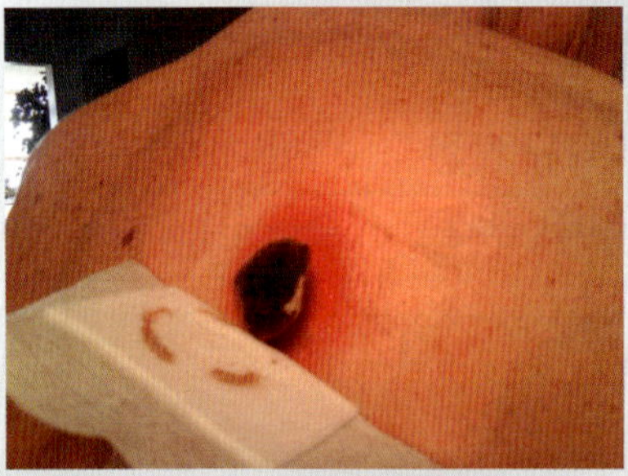
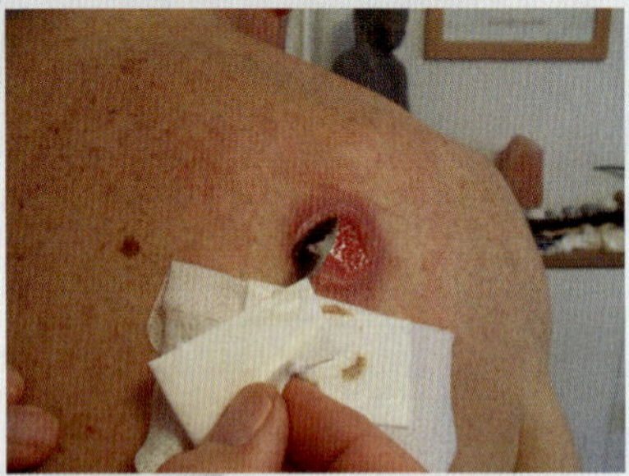
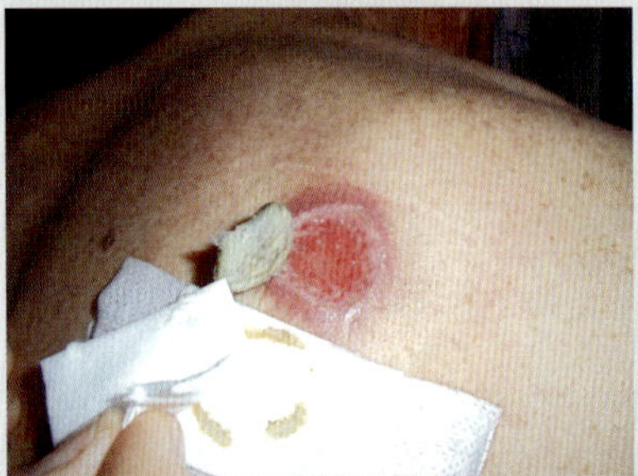
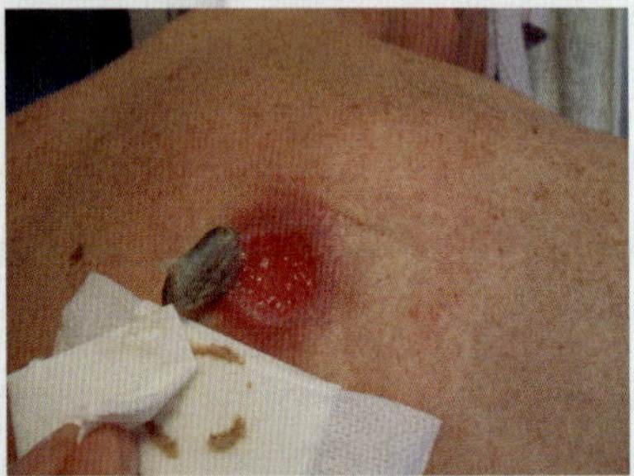
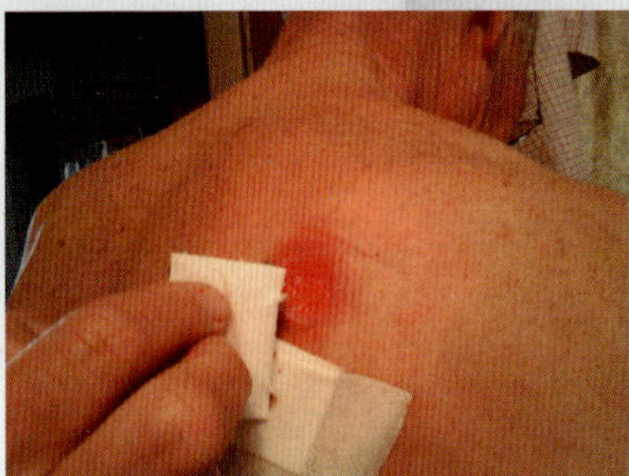
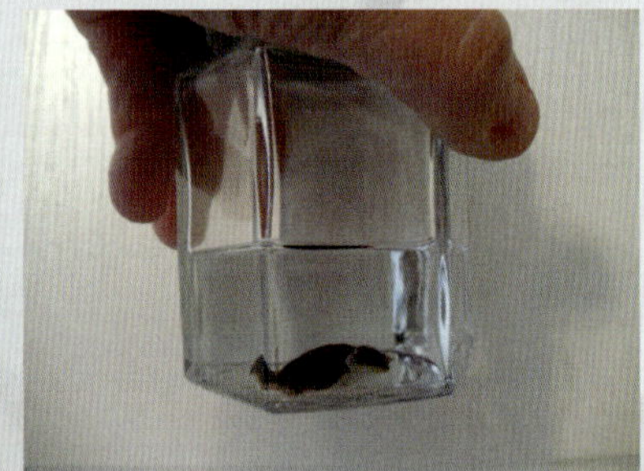
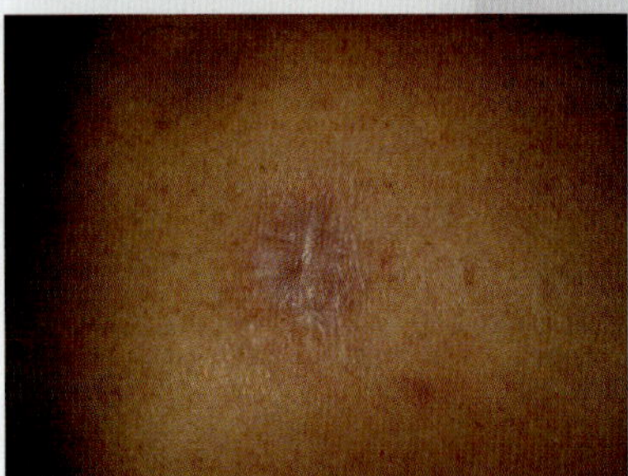
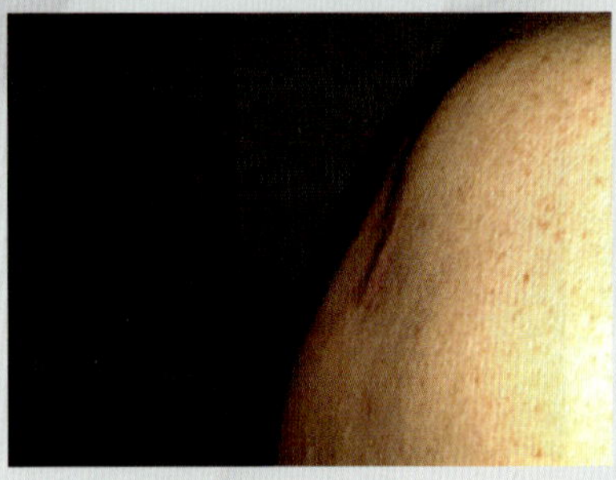

```
Legende:
  D Diagnose  * Dauerdiagnose  M Medikament  + Dauermedikament
  B Befund    A Anamnese       T Therapie    N Notiz
  F EigenlaborY Labor

                    *** Ausgewählte Einträge ***

16.08.12 Y   12|END -          /FA/ 16.08.12 / H2012028018_01
         Y   Feingewebliche/Zytologische Untersuchung
         Y   Material: Biopsie(n) def. Lok.; Entnahmestelle(n): re. Schulter
         Y   KV/Gr; Klinische Diagnose:  Basaliom
         Y   Ergebnis der dermatopathologischen Begutachtung
         Y   Ein 3 x 3 x 5 mm großes Gewebestück.
         Y   Histologisch erkennt man in einem tiefreichenden Biopsat
         Y   eine zellreiche Narbenzone in solar geschädigter Haut.
         Y   Weitere Ausläufer eines bekannten basaloiden Tumors lassen
         Y   sich auf weiteren, tieferen Schnittstufen nicht nachweisen.
         Y   Histologische Diagnose:
         Y   Tumorfreies Excidat mit Anteilen einer Narbenzone.
         Y   Prof. Dr. med. E. Bierhoff
```

In der Nachkontrolle wurden keine Krebszellen mehr gefunden.

Wie können Sie die Schwarze Salbe unterstützen?

Schicken Sie uns Ihren Bericht mit Bilder über „vorher“, „während“ und „nachher“ des Heilungsverlaufes.

Schicken Sie alle schriftlichen Diagnosen, besonders die Meinung der Spezialisten sowie den Biopsie-Befund. Fragen Sie Ihren Arzt danach. Sie bezahlen dafür, also haben Sie ein Recht auf eine Kopie.

Sie erreichen uns unter folgender E-mailadresse:
info@jimhumbleverlag.com

Unter folgenden Link können Sie die Schwarze Salbe bestellen: www.cernamast.eu

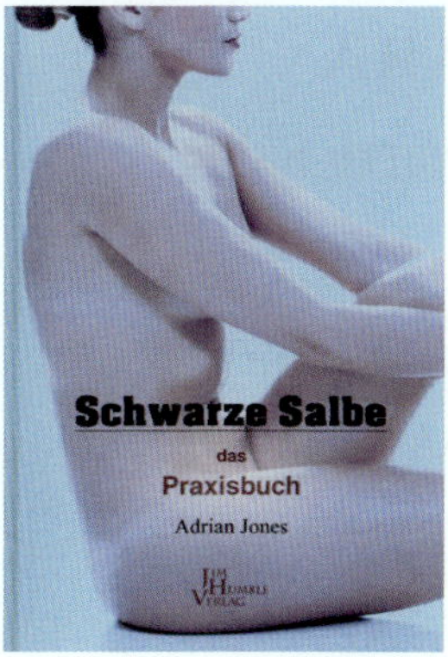

SCHWARZE SALBE

das

Praxisbuch

Adrian Jones

Seit ich das erste Buch geschrieben habe, wurde ich mit Bitten um weitere Informationen überschwemmt, besonders in Bezug auf die praktische Anwendung der Schwarzen Salbe. Im nun vorliegenden Buch geht es also in erster Linie um dieses Thema. Ich mache darauf aufmerksam, dass es in dem Buch eine Menge Bilder gibt, die nichts für empfindliche Gemüter sind. Es gibt ein riesiges Interesse an diesem Thema in Australien, Neuseeland, den Vereinigten Staaten, der EU und Südafrika.

Das erste Buch wurde in Deutsch, Niederländisch, Tschechisch, Russisch und Italienisch übersetzt. Ich wurde gebeten, Vorträge über dieses Thema in der EU ab zu halten, und eine weitere Vortragsreise ist für April und Mai des Jahres in Deutschland, der Tschechischen Republik, Niederlanden und Großbritannien geplant.

Bestellnummer: 1400357 - Hardcover - DE

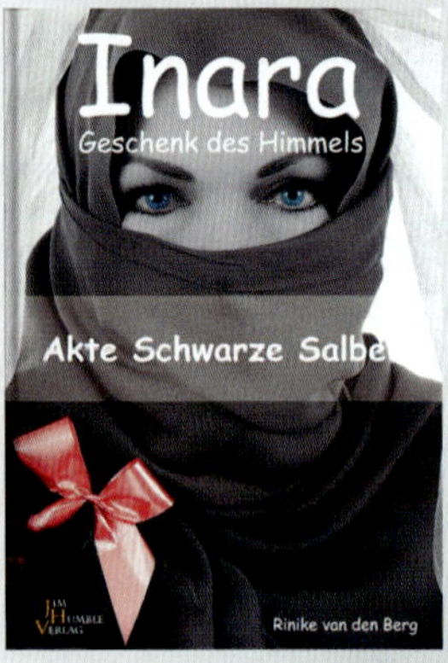

INARA

Akte Schwarze Salbe

Rineke van de Berg

Die wahre Geschichte über die Schwarze Salbe, die Kräutersalbe, die Hautkrebs diagnostiziert, entfernt und heilt. Herzzerreißend geschildert, mit knallharten Fakten und intensiv gelebten Gefühlen in einem Buch zusammengefasst.

Der Versuch von Rineke van den Berg, Patienten mit Hautkrebs unter Anwendung der Schwarze Salbe von den elenden, schmerzhaften, trübseligen und vor allem zu kostspieligen, regulären Behandlungsmethoden zu erlösen, führt zu Konflikten an vielen Fronten und endet in einer Katastrophe.

Bestellnummer: 1400479 - Softcover - DE

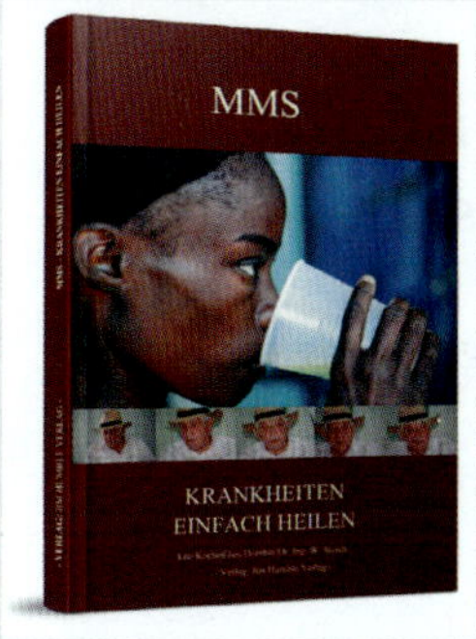

MMS

KRANKHEITEN EINFACH HEILEN

Leo Koehof

Leo Koehof, der Autor dieses Buches hat viel Zeit mit mir in verschiedenen Ländern dieser Erde verbracht. Als erstes besuchte er mich für eine Woche in Malawi, Ostafrika, wo er Zeuge wurde, wie wir dort in einer Klinik viele Menschen mit MMS von Krankheiten wie HIV/AIDS und ihren vielen Begleiterkrankungen heilten. Obwohl er in Mozambique schon viele Menschen mit MMS behandelt hatte, besuchte er mich in der Dominikanischen Republik, um an meinem ersten Seminar über MMS teilzunehmen.

Beim Lesen dieses Buches, das mit sehr viel Sorgfalt und Geschick geschrieben wurde, muss ich bekennen, dass es in mancher Hinsicht besser ist, als meine eigenen Bücher über MMS.

Obwohl MMS einfach in der Anwendung ist, ist dennoch ein solides Wissen notwendig, Leo hat in diesem Buch die verschiedenen Anwendungsbereiche und Anleitungen von MMS in eine einfache, aber präzise Sprache verfasst, die auch für Laien verständlich ist.

Bestellnummer: 1400053 - Hardcover - DE

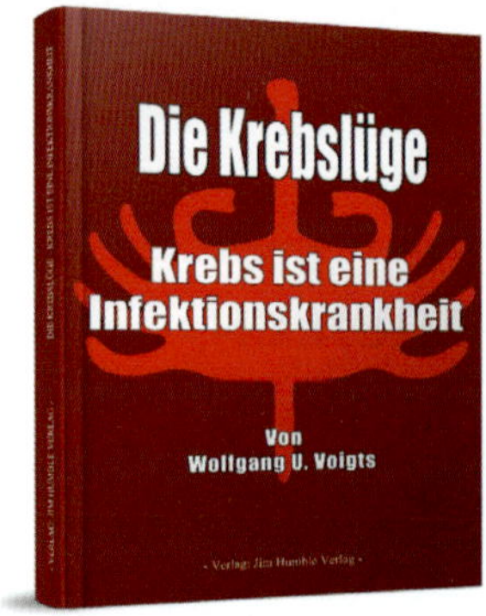

DIE KREBSLÜGE

Krebs ist eine Infektionskrankheit

Wolfgang U. Voigts

In diesem Buch von Wolfgang U. Voigts lernen Sie die Erkrankung Krebs als ein Perpetuum Mobile kennen, das durch die „Chemie-Pharma“ nach dem Zweiten Weltkrieg entwickelt und bis zum heutigen Tag bewusst aufrechterhalten wurde. Durch Fehlinformationen und Lügen wurde ein manipuliertes falsches Krankheitsbild erzeugt. Mit Beherrschung der Medien und Ausbildung eines gewaltigen Netzwerkes wurde dieses falsche Krankheitsbild weiter verbreitet.

Schon seit nahezu hundert Jahren sind die Zivilisationskrankheiten der Menschen ein lukratives Geschäft für die Pharma-Industrie. Diejenigen, die in diesem Geschäft die Fäden ziehen, sehen ihr Einkommen nicht gerne geschmälert. Krebs ist dabei eine der lukrativsten Quellen, die man auch weiterhin „ausbeuten“ will.

Als Wissenschaftler und „Krebskranker“ auf der Suche nach Heilung wurde er schnell mit den Widersprüchen der Medizin bzgl. dieser und anderer Zivilisationskrankheit konfrontiert und fing an, unkonventionelle (Aus-)Wege zu suchen. Er wusste den Krebs zu stoppen und den Körper ohne jegliche pharmazeutische Therapie, nur mit natürlichen Mitteln, zu heilen.

Die Krebslüge ist ein empfehlenswertes Buch für alle, die mit der Krebskrankheit konfrontiert sind, aber auch für all diejenigen, die sich vor solch einer Diagnose schützen wollen.

Bestellnummer: 1400269 - Hardcover - DE

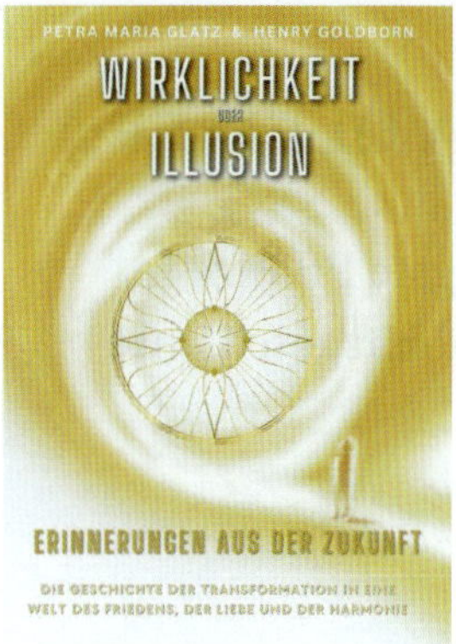

Wirklichkeit
oder
Illusion

Erinnerungen aus der Zukunft

Petra Maria Glatz und Henry Goldborn

In diesem Buch findest du einen visionären Weg, deine Gedanken und deine eigene Vision einer besseren Zukunft für dich glaubhaft zu halten, durch die Zeit zu tragen, ihr wahrhaftig treu zu bleiben und sie zur Manifestation zu bringen.

Alle Mittel und Werkzeuge, die du auf dem Weg in deine erfüllte Zukunft brauchst, sind in diesem Buch zu finden. Die Autoren geben einen tiefen Einblick in ihre Lebensreise in die Erfüllung. Und zwar rückblickend aus der Zukunft im Jahr 2051.

Sie schildern detailliert die Welt im Jahr 2051 – wohin uns unsere Entwicklung geführt hat, wie wir leben, wie wir sind und welche Fähigkeiten wir in allen Säulen unseres Lebens entwickelt haben.

Bestellnummer: 1400602 - Hardcover - DE

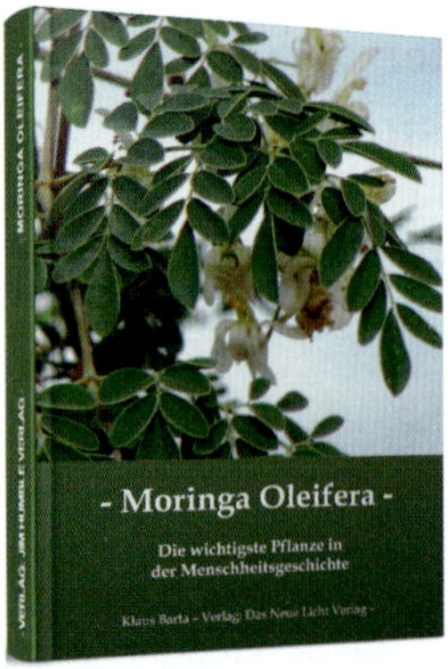

MORINGA OLEIFERA

Die wichtigste Pflanze in der Menschheitsgeschichte

Claus Barta

Der Autor Claus Barta hat nach jahrelangen und akribischen Recherchen über Moringa Oleifera ein großartiges Sammelwerk über diesen wahren „Wunderbaum“ zustande gebracht. Dieses Buch hat als Sach-, Fach-, und Lehrbuch unter Ärzten, Heilpraktikern und Nahrungswis-senschaftlern große Begeisterung und Faszination ausgelöst. Durch die einfache und sorgfältige Art der Erläuterungen, und die vielen schönen Fotoaufnahmen des Moringabaumes, ist dieses Buch auch geeignet für Laien und all diejenigen, die sich aus Interesse gerne mit dem Thema Nahrung und Gesundheit befassen möchten.

Immer wieder hören wir die gleiche Frage: „Warum habe ich nicht eher von Moringa gehört?“ Vielleicht ist für Sie der Name „Moringa“ auch noch ein Fremdwort. Unser Rat an Sie: Lesen sie das Buch „Moringa Oleifera - Die wichtigste Pflanze in der Menschheitsgeschichte“ und lassen auch Sie sich von der wundervollen Heilkraft der Natur inspirieren.

„Mangelernährung ist die häufige Ursache vieler Beschwerden. Moringa Oleifera enthält in einer natürlichen Art und Weise alle Vitalstoffe, die der Mensch für eine gute Gesundheit braucht. Ich rate meinen Patienten immer häufiger Moringa Oleifera in ihre Diät mit auf zu nehmen“.

Bestellnummer: 1400052 - Hardcover - DE

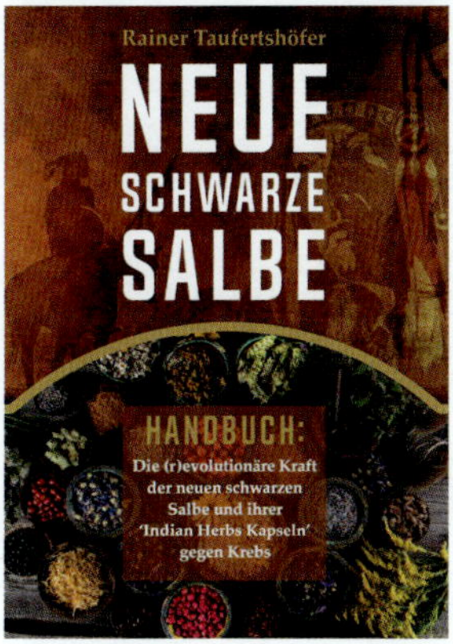

Neue schwarze Salbe

Handbuch: Die (r)evolutionäre Kraft der neuen schwarzen Salbe und ihrer 'Indian Herbs Kapseln' gegen Krebs

Rainer Taufertsshöfer

Ein Paradigmenwechsel in der alternativen Krebstherapie!

Warum dieses Buch unverzichtbar ist:
•Tradition trifft Innovation: Eine einzigartige Symbiose aus jahrzehntelanger Expertise und bahnbrechender Forschung.
•Wissenschaftlich fundiert: Gestützt auf 68 renommierte Studien diverser Fachbereiche.
•Speziell ausgerichtet: Ideal für Menschen, die sich nicht ausschließlich auf konventionelle medizinische Ansätze verlassen möchten.

Was Sie im Buch erwartet:
•Vielfältige Einsatzmöglichkeiten: Natürliche Therapieansätze für äußere und innere Anwendungen.
•Wirkstoff-Portfolio: Tiefgehende Analysen zu Graviola, Chaparral, Kanadische Blutwurz und weiteren potenten Naturstoffen, ergänzt durch Erkenntnisse zu ihrer synergistischen Wirkung.
•Kapitelstruktur: Von kritischen Vergleichen zwischen Schulmedizin und Naturheilkunde bis hin zu leicht verständlichen Studienzusammenfassungen. Ausgewählte, aussagekräftige Fotografien veranschaulichen die präsentierten Herstellungsverfahren und Anwendungsprotokolle.

Bonusmaterial: Eine wissenschaftliche Abhandlung über Irisdiagnose, ergänzt durch eindrucksvolle Fotografien.

Bestellnummer: 1400603 - Hardcover - DE

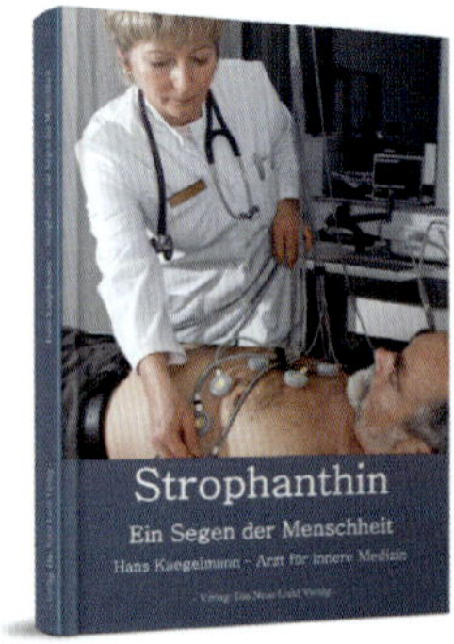

STROPHANTHIN

Ein Segen der Menschheit

Hans Kaegelmann

Aus den Samen der afrikanischen Schlingpflanze Strophanthus, wird eines der meist segenreichsten Herzmittel aller Zeiten hergestellt, das Strophanthin. Doch leider wurde, wie viele andere natürliche Heilmittel, auch dieses hochwirksame natürliche Medikament durch wirtschaftliche Interessen der Pharmaindustrie stillschweigend vom Markt verdrängt.

Das Ergebnis ist, dass seitdem weltweit viele Menschen, im Ausmaß eines dritten Weltkriegs, qualvoll und unnötig an Herzkrankheiten leiden und an Herzinfarkt sterben. Auch heute noch können viele Ärzte und tausende Patienten die segensreiche Wirkung von Strophanthin bestätigen.

Die durch die Weltgesundheitsorganisation (WHO) statistisch belegte Pandemie der Herzinfarkte und Herzkrankheiten könnte nach dem Arzt und Wissenschaftler, Hans Kaegelemann, bei der richtigen Anwendung mit Strophanthin in kurzer Zeit beendet sein.

In diesem Buch informiert der Arzt Hans Kaegelmann auf eine für jeden Betroffenen direkte, aber leicht verständliche Weise, was man tun kann, um ein unnötiges Leiden zu beenden.

Bestellnummer: 1400060 - Hardcover - DE